JN271482

Case Studies in Modern Kampo

本当に今日からわかる漢方薬シリーズ ②

症例 モダン・カンポウ

ウロウロしながら処方して
腑に落ちました

著 | **新見正則** 帝京大学 医学部 外科 准教授

**成功例は
面白くありません。
失敗例や
苦労症例に味があります。**

株式会社 新興医学出版社

Case Studies in Modern Kampo

Masanori Niimi, MD, DPhil, FACS

© First edition, 2012 published by
SHINKOH IGAKU SHUPPAN CO. LTD., TOKYO.
Printed & bound in Japan

推薦の序

　漢方を処方し始めると効かない症例に出会うことが多くなり苦労します．教科書的なやり方では，なかなか解決しないのが実際の病人です．私も漢方治療を始めた頃は，割合成績が良いと思っていたのですが，やがて治らない症例が多くなり，自信を失いかけたことがあります．そんな時，恩師大塚敬節先生に，「治らない病人が増えるのは，君が有名になったからだ」と励まされたことがあります．ともかく理屈通りに治らない病人は多く，経験を重ねるうちに気がつくことがあります．「後は患者が教えてくれる」との師の言葉をかみしめています．

　ところで，失敗例は古今東西を通じてほとんど文章としてお目にかかることはありません．本当は失敗例こそ実地臨床に役立つのです．「失敗例は示唆に富んでいて楽しい」と云う著者のおおらかさに感銘を受けます．漢方診療は治験症例の積み重ねが大切ですが，実際は試行錯誤の繰り返しであり，その中で病人の隠れた姿が浮き彫りになります．経験は医師自身を鍛え，漢方は現代医療から落ちこぼれる患者さんを一人でも多く救うことにつながります．患者さんが喜べば医師もまた嬉しい．張り合いを感ずるのです．

　忙しい新見先生がまた新しい本を書かれました．正統的な知識が一貫しながら，症例を基本にして漢方の処方方法を説明した本です．毎日忙しく，書くひまなどないだろうと思う人の書く本こそ価値があります．普通の漢方テキストで見られないことが書いてあります．リラックスして読めます．とても面白く役に立つ本です．

日本東洋医学会名誉会員　松田邦夫

序文

　既刊の「本当に明日から使える漢方薬①②③」と「本当に明日からわかる漢方薬①」に続いて，症例を基本にして漢方の処方方法を説明した本を作りました．多くの項目は既刊本で既に説明されているものです．しかし，いろいろな角度から同じ説明をした方がわかりやすいと思い，こんな症例の本を執筆しました．

　あまりにも綺麗な症例報告は，はじめの一歩には有益で楽しいですね．そんな綺麗な症例報告を集めたものが定石となるのであって，それは「フローチャート漢方薬治療」でまとめました．漢方を処方し始めると効かない症例に多々遭遇します．苦労する症例に多々巡り会います．そんな時に役に立つのが失敗例だと僕は思っています．失敗例はいろいろと示唆に富んでいて，とても楽しいですね．そんな想いから自分の多くの失敗例を探して集めました．また参考になると思われる成功例も散りばめました．そんな症例と解説を笑いながら読んで頂いて，そして今までの復習と今後の処方の参考にして頂ければ幸いです．

　過去の症例をカルテで見直すとたくさんの新しい発見がありました．今から考えれば，こちらの処方が良いのではないかとか，こんなことを見逃していたとかですね．また，今でも外来に通ってくれている患者さんもたくさんいますが，昔はこんなことで困っていたのだとの再発見にもなりました．

　「フローチャート漢方薬治療」に従って，保険適応漢方エキス剤を使用するだけで，こんなに患者さんに喜んでもらえるのだということもご理解頂けると思います．

　脈診や腹診は処方選択に意味がある時のみ記載しています．なお，僕は脈を触ることは全員に，腹診は必要がある時にのみ行っています．

モダン漢方へのパラダイムシフト

トラディショナル漢方	西洋医学の補完医療の漢方（モダン漢方）
「漢方治療」	「漢方薬治療」　　（「大塚敬節著作集」より）
漢方医が処方する	西洋医が処方する
煎じ薬に重きを置く	エキス剤しか使用しない
すべての病気を治したい	西洋医学で治らないものがメインターゲット
仮想病理概念に基づく	現代医学的な視点からの理解を
古典がすべて	古典を最初から読む必要はない
漢方診療は必須	漢方診療はしたほうがよいが必須ではない
経験が必要	明日からでも処方可能
将来はこちらも行いたい	まず，こちらで始めよう
有効性は比較的高い	効かない時は順次処方を変更すればよい

　上の表はトラディショナル漢方からモダン漢方へのパラダイムシフトです．パラダイムシフトとは，「認識のしかた」や「考え方」，「常識」，「支配的な解釈」，「旧態依然とした考え方」の変換という意味ですが，まさにこの逆転の発想がモダン漢方の根幹をなしています．西洋医のための補完医療として，現代西洋医学的治療では治らない症状や訴えに対して，保険適応であるエキス製剤を使用して治療を行います．漢方の古典を読んだほうがよいが敢えて読んでいなくてもよいし，漢方理論を知っていたほうがよいが敢えてしらなくてもよいし，腹診をできたほうがよいですが敢えてできなくてもよいのです．その代わり，最初から当たることはないかもしれないと医師も患者も理解しておきます．その欠点は漢方エキス剤を順次処方することで補うのです．医師と患者の協働作業で適切な漢方薬を探しにいくのです．このパラダイムシフトを理解して，リラックスした気持ちで困っている患者さんに対応してみてはどうでしょうか．

目次

モダン漢方へのパラダイムシフト ……………………………………… 5

1. プロローグ　14

- **CASE 01** 松田邦夫先生の臨床観察とネズミの匂いの実験 ………… 14
- **CASE 02** 「鶏ガラみたい」そして心肺年齢 74 歳 ………………… 15
- **CASE 03** 漢方を知ると総合臨床医になれます …………………… 16
- **CASE 04** フローチャートで処方しよう …………………………… 17
- **CASE 05** 葛根湯医者のくだり　ヤブ医者か名医か ……………… 18
- **CASE 06** 森全体を見よう．身体意識に敏感になろう …………… 19
- **CASE 07** 漢方嫌いが漢方の魅力を理解したステップは ………… 20
- **CASE 08** 漢方処方が広がるステップ ……………………………… 21

2. 漢方がある外来光景　22

- **CASE 09** 「医者が薬を選ばないなんてとんでもない」 …………… 22
- **CASE 10** 「くれぐれも西洋薬は続行ですよ」 ……………………… 23
- **CASE 11** 漢方薬同士の併用は要注意 ……………………………… 24
- **CASE 12** 「保険適応漢方エキス剤を処方しますね」 ……………… 25
- **CASE 13** 薬の効果は 4 週間後に判断しますね …………………… 26
- **CASE 14** 罹った年数の半分必要と説明することも ……………… 27
- **CASE 15** 患者離れを潔く「僕には治せないようです」 …………… 28
- **CASE 16** エキス剤でも困ることが …………………………………… 29
- **CASE 17** 冷え症治って風邪引かない ……………………………… 30
- **CASE 18** 老いを知ることも大切 …………………………………… 31
- **CASE 19** 「一生飲んでもいいのですか？」 ………………………… 32
- **CASE 20** 漢方を味わうことも大切 ………………………………… 33
- **CASE 21** エキス剤と煎じ薬 ………………………………………… 34
- **CASE 22** 「薬局で漢方買ってもいいですか？」 …………………… 35

CASE 23	昔無効でも試す価値アリ……………………………………36
CASE 24	患者が処方を決めてきたら…？…………………………37
CASE 25	「癌を手術せず，漢方だけで治したい」…………………38
CASE 26	「身体能力が向上する漢方ないですか？」………………39
CASE 27	特別な人が来ても　淡々と普段通りの対応で…………40
CASE 28	治せるものしか治せない……………………………………41
CASE 29	「効能書きにないですよ」……………………………………42
CASE 30	「何が一番困りますか？」　全部一緒に治すのは無理……43
CASE 31	「何故，足すと効かなくなることがあるの？」…………44
CASE 32	急性症からまず治す　そして日頃の漢方薬はお休み……45
CASE 33	カルテには，そのままの言葉を記載する………………46
CASE 34	帯状疱疹後の痛みにリリカ®　漢方の領域に西洋薬剤が………47
CASE 35	白内障を漢方で治してくれ…………………………………48
CASE 36	漢方ファンが増えると楽しい．そして患者を連れてくる………49
CASE 37	患者様では叱れない．愛情を込めて，「あんた，死ぬよ」………50

3．副作用　51

CASE 38	何か起これば中止ですよ……………………………………51
CASE 39	「先生，死ぬことはないのかい」　漢方でも死亡例はある………52
CASE 40	黄連解毒湯⑮で冷え症悪化「あの4年間を返してほしい」……53
CASE 41	葛根湯①の長期投与で「なんだか，最近血圧が高くて」………54
CASE 42	真武湯㉚＋人参湯㉜で血圧上昇？　疑えば止めよう…………55
CASE 43	芍薬甘草湯㊲を毎食前に何年も　でもやっぱり心配…………56
CASE 44	麻黄で尿の出が悪くなる．実証の人でも尿閉は起こる………57
CASE 45	「冷え治り，妊娠しました」　それで漢方薬の続行は？………58
CASE 46	自分の咳が妙に心配　まさか間質性肺炎かな？………59
CASE 47	瞑眩は皮膚疾患だけにしよう………………………………60

4．呼吸器　61

| CASE 48 | 風邪に葛根湯①　微似汗を得られるまでガンガン内服………61 |
| CASE 49 | 風邪に葛根湯①　でもすっきりせず桂麻各半湯に……………62 |

CASE 50 お年寄りの風邪に麻黄附子細辛湯(127) 汗が出過ぎて大失敗 …… 63
CASE 51 子供の発熱に麻黄湯(27) 我が子はモルモット …… 64
CASE 52 インフルエンザには麻黄湯(27) …… 65
CASE 53 インフルエンザでは虚弱な人でも麻黄湯(27)が飲める …… 66
CASE 54 解熱剤は微似汗を得たあとに，麻黄附子細辛湯(127) …… 67
CASE 55 喉チクの風邪には麻黄附子細辛湯(127) …… 68
CASE 56 長引いたらこじれたら，小柴胡湯⑨の併用 …… 69
CASE 57 麦門冬湯㉙と麻杏甘石湯(55)の違い …… 70
CASE 58 咽頭痛に桔梗湯(138)をうがいしながら飲む …… 71
CASE 59 麦門冬湯㉙で芸大の声楽科に合格？ …… 72
CASE 60 思いがけず麻杏薏甘湯(78)が処方され，いろいろ楽になる …… 73
CASE 61 COPD に補中益気湯㊶ …… 74
CASE 62 ともかく風邪には香蘇散(70) …… 75
CASE 63 「風邪引いた．なんとか仕事ができる薬を」 …… 76
CASE 64 外来に風邪で来院する人には，ともかく柴胡桂枝湯⑩で …… 77
CASE 65 柴朴湯(96)で喘息の頻度が低下 …… 78
CASE 66 大塚敬節先生のご自身の風邪 …… 79

5．消化器 80

CASE 67 逆流性食道炎には六君子湯㊸ …… 80
CASE 68 便秘が治ればいろいろ治る …… 81
CASE 69 あれは便秘の症状だったんだ！ …… 82
CASE 70 桃核承気湯(61)で気が晴れる …… 83
CASE 71 麻子仁丸(126)で腹痛が辛い．大建中湯(100)で痛みなく快便 …… 84
CASE 72 胃もたれには半夏瀉心湯⑭ だが「苦くて飲めない」 …… 85
CASE 73 「もっと早く漢方を処方してくれれば…」 …… 86
CASE 74 「半夏瀉心湯⑭で肩こりも治るんですか？」 …… 87
CASE 75 「安中散⑤で生理痛も治りました」 …… 88
CASE 76 慢性下痢に真武湯㉚「ちょっと有効，闘病意欲が出ます」 …… 89
CASE 77 過敏性腸症候群にイリボー®「あの漢方薬効きますね！」 …… 90
CASE 78 イレウスに大建中湯(100)は有名だが… …… 91

CASE 79	「しゃっくりには柿のへたが一番効いた」	92
CASE 80	乙字湯③でいぼ痔が悪化　桂枝茯苓丸㉕との加減で	93
CASE 81	慢性腹痛に小柴胡湯⑨＋当帰芍薬散㉓	94

6. 循環器　　　　　　　　　　　　　　　　　　　　95

CASE 82	「高血圧に効く漢方薬を下さい」	95
CASE 83	「低血圧でつらいのですが？」	96
CASE 84	下肢動静脈瘻による症状緩和には結構役に立つ	97

7. 泌尿器　　　　　　　　　　　　　　　　　　　　98

CASE 85	頻尿に牛車腎気丸⑩⑦　もっと頻尿になり叱られる	98
CASE 86	牛車腎気丸⑩⑦が飲めない時には清心蓮子飲⑪⑪で	99
CASE 87	無菌性膀胱炎に猪苓湯合四物湯⑪⑫	100
CASE 88	インポテンツに牛車腎気丸⑩⑦は有効か？	101

8. 精神神経　　　　　　　　　　　　　　　　　　　102

CASE 89	「生きる元気もないが，死ぬ勇気もない」	102
CASE 90	「まず，良くなったことを見つけてくださいね」	103
CASE 91	不眠に加味帰脾湯㊲「睡眠薬止めたら効かなかった」	104
CASE 92	複数処方し，本人自身に選ばせることもあり	105
CASE 93	柴胡剤で熟眠感　柴胡はトランキライザー	106
CASE 94	「結構おいしいですよ」片頭痛に呉茱萸湯㉛	107
CASE 95	「僕の頭痛にはやっぱりロキソニン® がいいな」	108
CASE 96	腰椎麻酔後の頭痛　五苓散⑰の無効例	109
CASE 97	「どんな夢ですか？」と訊いてみたいのに	110

9. 運動器　　　　　　　　　　　　　　　　　　　　111

CASE 98	「先生，積年の肩こり治してください」	111
CASE 99	マラソンランナーの痛みに	112
CASE 100	整形外科医が自分のぎっくり腰に芍薬甘草湯㊳を使用	113
CASE 101	閉塞性動脈硬化症にも当帰四逆加呉茱萸生姜湯㊳を	114
CASE 102	慢性腰痛には疎経活血湯㊵　結構喜ばれる頻度高い	115

CASE 103	変形性膝関節症には越婢加朮湯㉘を併用したいが…………	116
CASE 104	打撲や皮下出血に桂枝茯苓丸㉕は有効か？………………………	117
CASE 105	附子増量で効果も出るが副作用も　最初は1g毎に増量を……	118
CASE 106	坐骨神経痛に牛車腎気丸⑩⑦＋附子増量…………………………	119
CASE 107	「まだ効かないよ，先生」………………………………………	120
CASE 108	ない足が痛い………………………………………………………	121
CASE 109	いろいろ漢方薬を試し，最後はトラムセット®ですべて解決…	122
CASE 110	むち打ち症にも漢方有効…………………………………………	123

10．婦人科　　　　　　　　　　　　　　　　　　　　　　　124

CASE 111	加味逍遙散㉔は更年期障害の特効薬，男性でも有効…………	124
CASE 112	月経前緊張症に抑肝散㊄が無効　そして女神散㊅⑦が有効…	125
CASE 113	生理時の静脈瘤の痛みに当帰芍薬散㉓…………………………	126
CASE 114	つわりに小半夏加茯苓湯㉑が無効　やっぱり点滴入院………	127
CASE 115	乳腺痛に当帰芍薬散㉓が無効　桃核承気湯㊅①が有効………	128
CASE 116	「不妊に効く漢方はありませんか？」…………………………	129
CASE 117	「ナプキンの量減りました」……………………………………	130
CASE 118	香蘇散⑦⓪と半夏厚朴湯⑯の見分け　「自分でわかるよ」……	131
CASE 119	小建中湯㊈㊈で元気に　「生理も始まり嬉しいです」………	132
CASE 120	生理痛に駆瘀血剤ではなく，十全大補湯㊽…………………	133

11．耳鼻科　　　　　　　　　　　　　　　　　　　　　　　134

CASE 121	小青竜湯⑲で足むくむ，でも花粉症に有効……………………	134
CASE 122	「花粉症に越婢加朮湯㉘より小青竜湯⑲がいい」…………	135
CASE 123	麻黄が増量できない時に脇役を加える…………………………	136
CASE 124	手元の処方で頑張る　越婢加朮湯㉘がない時は？…………	137
CASE 125	めまいでは目標を低く，でも満足できるものに………………	138
CASE 126	葛根湯加川芎辛夷②でCPAPが有効に………………………	139
CASE 127	黄連解毒湯⑮で鼻出血もっと出る………………………………	140
CASE 128	扁桃炎に小柴胡湯加桔梗石膏⑩⑨……………………………	141

| CASE 129 | 「難聴を治してくれ，補聴器は駄目だ」……………………… 142 |
| CASE 130 | 「耳鳴りの漢方ありますか？ いつも蝉が鳴いています」…… 143 |

12. 皮膚科　　　　　　　　　　　　　　　　　　　　　144

CASE 131	「大学病院の皮膚科で治らないんです」……………………… 144
CASE 132	便秘の解消で皮膚疾患良くなる ……………………………… 145
CASE 133	ニキビに清上防風湯⑤⑧ ………………………………………… 146
CASE 134	湿疹にまず十味敗毒湯⑥ ……………………………………… 147
CASE 135	右膝の膿が十味敗毒湯⑥で減少 ……………………………… 148
CASE 136	湿疹に温清飲⑤⑦ ………………………………………………… 149
CASE 137	「吐きながらも飲んでます」…………………………………… 150
CASE 138	蕁麻疹にも十味敗毒湯⑥ ……………………………………… 151
CASE 139	透析中の訴えに漢方薬 皮膚の痒みに当帰飲子⑧⑥ ……… 152
CASE 140	手荒れに桂枝茯苓丸加薏苡仁⑫⑤ …………………………… 153
CASE 141	十味敗毒湯⑥プラス荊芥連翹湯⑤⓪で ……………………… 154
CASE 142	「禿を治してほしい」 それは無理 ………………………… 155

13. 高齢者　　　　　　　　　　　　　　　　　　　　　156

CASE 143	認知症に抑肝散⑤④ やっぱり認知症には運動だ！………… 156
CASE 144	「再婚するんだが，あっちにもいい薬を」………………… 157
CASE 145	肺癌術後 人参養栄湯⑩⑧で元気に ………………………… 158
CASE 146	十全大補湯⑧と補中益気湯④① ……………………………… 159
CASE 147	口腔内乾燥感に麦門冬湯②⑨ ………………………………… 160

14. 子供　　　　　　　　　　　　　　　　　　　　　161

CASE 148	我が家の子供の常備薬 ………………………………………… 161
CASE 149	乗り物酔いに五苓散⑰ 「眠くならずに，遠足が楽しめる」…… 162
CASE 150	二本棒の少女に小建中湯⑨⑨ ………………………………… 163
CASE 151	暑気あたりに五苓散⑰ ………………………………………… 164
CASE 152	子供に漢方は利用価値が高い ………………………………… 165

15. その他の疾患・症状 166

CASE 153 「布団から手足を出さないと眠れない」……166
CASE 154 食欲不振に六君子湯(りっくんしとう)㊸と言われているが………167
CASE 155 「体温計を使うの止めなさい．体を感じて」……168
CASE 156 飲む前に半夏瀉心湯(はんげしゃしんとう)⑭，「でもやっぱり，二日酔いだ」……169
CASE 157 芍薬甘草湯(しゃくやくかんぞうとう)(68)が効かなくなった　長期使用で耐性に……170
CASE 158 漢方嫌いな教授　「かみさん，なんだか舌見てるよ」……171
CASE 159 医原性深部静脈血栓症　「歩けるようになりました」……172
CASE 160 「柴苓湯(さいれいとう)(114)は効くんですがトイレに行くたびに排便が？」……173
CASE 161 「恥ずかしいけど，オナラ多くて困ってます」……174
CASE 162 冬になるとしもやけになります……175
CASE 163 補中益気湯(ほちゅうえっきとう)㊶が減量薬と短絡的に……176
CASE 164 お腹からの冷え症に真武湯(しんぶとう)㉚……177

16. 昔の知恵 178

CASE 165 「先生，お腹診てくれないのですか？？？」……178
CASE 166 腹診は荒唐無稽ではないのかも？……179
CASE 167 心下振水音で麻黄(まおう)を回避……180
CASE 168 大塚先生の胸脇苦満……181
CASE 169 風邪に小青竜湯(しょうせいりゅうとう)⑲……182
CASE 170 小柴胡湯(しょうさいことう)⑨は胸脇苦満　半夏瀉心湯(はんげしゃしんとう)⑭は心下痞鞕……183
CASE 171 困った時の漢方薬……184
CASE 172 虚実は混在している……185
CASE 173 早見えは要注意……186
CASE 174 条文読めると要注意……187
CASE 175 脈も大切…？　Ⅰ……188
CASE 176 脈も大切…？　Ⅱ……189
CASE 177 腰から下の冷え症に苓姜朮甘湯(りょうきょうじゅつかんとう)(118)……190
CASE 178 これが咽中炙臠(いんちゅうしゃれん)か？　「喉が何か変で，息苦しい」……191
CASE 179 「ところでこの漢方，何に効くんですか？」……192

17. 不思議　　　　　　　　　　　　　　　　　　　　　193

- **CASE 180** イタリア人オペラ歌手　外国人にも効くんだ！ ………… 193
- **CASE 181** 漢方のアレルギー反応の不思議 ……………………………… 194
- **CASE 182** 桃核承気湯㉑を止めても便秘が治っています ……………… 195
- **CASE 183** 反対の作用にも効く ……………………………………………… 196
- **CASE 184** 漢方薬には用量依存性がないことも ………………………… 197
- **CASE 185** 桂枝茯苓丸㉕でかえってイライラに ………………………… 198
- **CASE 186** 釣藤散㊼でかえって頭痛が悪化 ……………………………… 199
- **CASE 187** 男性にも加味逍遙散㉔ ………………………………………… 200
- **CASE 188** 女神散㊿で「よく眠れる，冷え治る」 ……………………… 201
- **CASE 189** 柴胡加竜骨牡蠣湯⑫が虚証にも有効？ ……………………… 202
- **CASE 190** 「治ったらおいしくなくなりました」 ……………………… 203
- **CASE 191** 冷え治り，髪の毛太く，禿治る …………………………… 204
- **CASE 192** 抑肝散㊻で背中の痛みが解消 ……………………………… 205
- **CASE 193** 駆瘀血剤でひとゆすり ………………………………………… 206
- **CASE 194** 清肺湯⑨を足すと疎経活血湯㊾の効果が減弱 ………………… 207
- **CASE 195** 桂枝湯㊺が胃に障る …………………………………………… 208
- **CASE 196** 「あなたの冷え症は，気分の問題です」 ……………………… 209
- **CASE 197** 舌の乾燥，今のところ治らず ……………………………… 210
- **CASE 198** 犬に漢方薬？？？ ……………………………………………… 211
- **CASE 199** 運動して，風邪を治す？？ ……………………………… 212
- **CASE 200** 先生は名医ですね．あなたにとってはそうでしたね ……… 213

モダン漢方鉄則集 …………………………………………………………… 214

※本書で記載されているエキス製剤の番号は株式会社ツムラの製品番号に準じています．番号や用法・用量は，販売会社により異なる場合がございますので，必ずご確認ください．

※モダン・カンポウ，モダン漢方，Modern Kampo どれでも同じ意味ですが本書ではモダン漢方としました．

松田邦夫先生の臨床観察とネズミの匂いの実験

これってホント!?

CASE 01 漢方吸入療法（漢方治療の実際　松田邦夫）

私は以前に某大手商社の診療所に勤務していたことがある．当時本社は神田の問屋街の一角にある8階建てのビルであった．その中の診療室のすみに漢方調剤コーナーを設けた．調剤には結婚退職したが妊娠しないという薬剤師の人たちにアルバイトに来てもらった．ところが半年ほど過ぎて，ひととおり漢方調剤に慣れてくる頃になると妊娠するのである．また同様の人に来てもらって再び漢方調剤の講義を繰り返す．ある日その薬剤師がやって来て，「先生，子供ができたのでやめさせていただきます」「そうか，おめでとう」（内心，がっくり）．またある人にいわれた．「先生の所へ行くとよく妊娠しますね」（人聞きの悪い）．

解説

最初にこの記載を読んだ時に，**いくら臨床的観察眼の鋭い松田邦夫先生でも，これは思い込みが過ぎる**のではないかと思いました．僕の比較的柔らかな頭を使っても，とても想像できないストーリーです．当帰芍薬散㉓などの妊娠に有益と思われる漢方薬だけが選択的に匂いで作用する必要があります．

そこでマウスの心臓移植の実験をしました．漢方薬を8日間，心臓移植を受けたマウスにゾンデで内服させると，拒絶反応の抑制に対して柴苓湯⑭が1番有効で，2番目は当帰芍薬散㉓でした．今度はキャビネット内に煎じ薬の入ったポットを入れて，キャビネットに漢方薬の臭いを充満させます．マウスの飼育箱をそのキャビネットに入れてみました．すると柴苓湯⑭はまったく無効で，当帰芍薬散㉓で著しい移植心の拒絶反応抑制効果がありました．そして大脳の嗅覚中枢を破壊したマウスでは当帰芍薬散㉓の効果は現れませんでした．**つまり当帰芍薬散㉓の匂いが大脳に働いて，免疫システムに変更を加えたことになります**．漢方の匂いの効果を再確認した実験でした．

「鶏ガラみたい」そして心肺年齢74歳

漢方でどこまでできる?!

CASE 02　50歳前後　男性（自験例）

　6年前には92 kg，ウエスト93 cmであった．大柴胡湯⑧と桂枝茯苓丸㉕を内服し，無理がない程度の食事制限と，散歩と階段昇降の励行を行って数年かけて減量に成功した．そして，72 kg，ウエストは80 cmになる．運動が必要ということをなんとなく納得していながら，踏み切れないでいた．

　娘に**「パパは痩せたけれども鶏ガラみたい」**と言われ一念発起，運動を始める．まずジムで**心肺機能のチェックを行うと74歳**という数字がたたき出された．そして，パーソナルトレーナーについてしっかりと運動を行った．2年間の運動で，体重は66 kgになりウエストは78 cmとなった．体は締まり，そして心肺機能は30歳となった．漢方の限界を感じた経過であった．漢方は養生の1つと腑に落ちたのであった．

解説

　西洋医学の補完医療として，現代西洋医学的治療では治らない症状や訴えに対して，健康保険適応の漢方エキス剤で対処することがモダン漢方の立ち位置です．では，漢方を使用すれば，それで完璧なのでしょうか．そんなことはありません．漢方にも当然に限界があります．ある意味，**漢方は養生の1つと考えて，日常生活の改善を基本として対処することが大切です**．僕は漢方だけで痩せました．ところが「鶏ガラ」みたいにみすぼらしく痩せたのですね．娘の正直な意見でした．それが運動をしっかり行うと，気持ちのいい体になりました．適切な運動が体にいいことはあまり反論がないと思います．適切な運動は個人によってそれぞれです．やり過ぎは害となります．自分の適切な範囲で行うことが大切ですね．わからない時は，まず早足の散歩です．運動が頭の回転にいいということは体感しました．

　詳しいことは，明日から本当に使える漢方薬シリーズ番外編②「じゃぁ，そろそろ運動しませんか？」を読んでください．

漢方を知ると総合臨床医になれます

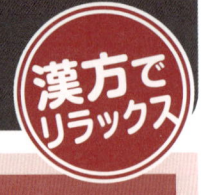

漢方でリラックス

CASE 03 「何か困ったことはありますか？」

漢方に出会う前の僕（一般・消化器外科医）がこんな質問を患者さんにすると，
「片頭痛で困ってます」　→　「それは，神経内科の担当ですね」
「生理痛がひどくて…」　→　「それは婦人科に行って相談してください」
「先生が診てくれないなら，そんな質問しなければいいのに……」

解説

「何か困ったことがありますか？」といったイエス・ノーでは答えにならない質問を患者さんに投げると，自分の専門領域以外の相談が戻ってくることがあります．ですから上手に外来を終わらせるには，イエス・ノーで答えさせて，自分の土俵からはみ出ないような質問を投げるのですね．自分の領域からはみ出すとなんとなくリラックスできなくなります．当たり前ですね．自分の領域の診療をするのが西洋医学的な専門外来ですから．

ところが，漢方を処方しようと決めると，突然総合臨床医になります．保険適応漢方エキス剤で対処しようと腹をくくればいいだけですね．
漢方を手にするとこんな質問ができるようになります．
「何か困ったことありますか？」
「西洋医学的には診てもらっていますか？」
「漢方でよかったら，試してみますか？」
「治る，良くなる可能性があるなら，なんでも試しますよ」

僕の想い

漢方を手にすると謙虚になりますね．西洋薬剤をガイドラインに沿って使用し，上手くいかない時は，患者さんが特異なんだと思っていました．ところが漢方ではいつも当たるとは限りません．そこで，薬が効かない時は，自分の腕がまだまだだと謙虚になれるのです．漢方の欠点は，そのまま漢方の魅力です．

フローチャートで処方しよう

モダンカンポウ

CASE 04

「僕は漢方には興味がありますが，漢方だけやっている医師ではありません．西洋医で漢方を使用している医師です」
「あなたの訴えから僕が最良と思う漢方を処方します」
「効かない時は，順次処方を変えて，適切な処方を見つけますので，数回の処方変更には付き合ってくださいね」

解説

　この本では漢方を，伝統的漢方とモダン漢方に分けています（巻頭「モダン漢方へのパラダイムシフト」を参照）．
　モダン漢方は，西洋医が現代医学の補完医療として，西洋医学的治療では治らない，もっと良くなりたい訴えや症状に対して保険適応漢方エキス剤で対処することです．敢えて漢方診察を行う必要はありません．漢方理論をしらなくても処方して頂いても結構ですし，最初から古典を読む必要もありません．ですから，明日から処方ができます．昔の知恵を使用しないので，幾分有効な処方を探し出す確率が低いかもしれません．それは，順次漢方薬を変更して対処します．こんなリラックスした立ち位置で困っている患者さんに向かい合おうという概念です．立ち位置の違いを知ると漢方を処方してみようと思いますね．そしてある症状に対して多くの場合はまずこの漢方薬を処方するという知恵（いわば定石）を集めるとフローチャートになります．フローチャートを頼りに困っている患者さんと向かい合いましょう．

そこそこ有効 × いろいろな処方 ＝ 結構有効

　本当に明日から使える漢方薬シリーズ②「フローチャート漢方薬治療」やiPhoneアプリの「フローチャート漢方薬治療」を使用してまず処方してみましょう．そして結構漢方も有効だということを体感してください．

葛根湯医者のくだり
ヤブ医者か名医か

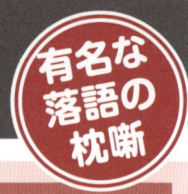

有名な落語の枕噺

CASE 05

葛根湯は，いろんな病に効くという
飲むと体が温まるそうだ．
「おまえどうしたんだ？　どっか悪いのか？」
「先生ね，あっしはあたま痛くてしょうがないんですよ？」
「それは頭痛だ．葛根湯あげるから，それおあがり」
「あっしは，はらが痛いですよ」
「それは腹痛だ．葛根湯あげるから，おあがり」
「あっしは，あしが痛いんですよ」
「それは足痛だ．葛根湯あげるから，おあがり」
「あっしは，兄貴が足が痛いって言うんで，一緒についてきたんですよ」
「あー付き添いか．退屈だろう．葛根湯おあがり」

解説　落語の枕噺で有名な「葛根湯医者」です．江戸時代の藪医者はどんな訴えにも，頭痛，腹痛，足痛などにも葛根湯を処方し，そしてついでに付き添いで来た人にも，暇で退屈だから飲めばと葛根湯を処方したということです．藪医者の代名詞のようにも聞こえますが，葛根湯❶は麻黄剤ですので，鎮痛作用があることは当然でどんな痛みにも有効な可能性大ですね．暇つぶしに効くかは？？？　ですが，実は名医だったのかもしれません．**漢方は何にでも効くことがあり得る**と思っておくことが臨床医としては大切で，そして面白いのですね．

マメ知識　ちなみに陰証の葛根湯❶とは真武湯㉚のことで，真武湯㉚もお年寄りや冷え症の人には，いろいろと有効ですね．

森全体を見よう．身体意識に敏感になろう

診療の知恵

CASE 06　「まったく効きませんよ」

「先生，この前頂いた漢方薬，まったく効きませんが……」
「治してほしかった症状がまったく楽にならないのですね」
「はい」
「では，**他に何か体に変化はないですか？** ちょっとしたことでもいいのですが」
「そう言われれば，肩こりが楽になって，イライラも落ち着いたような」
「なるほど，体に変化が起こっているようなので，漢方は効いています．もう少し飲んでもらっていいですか．治してもらいたい症状にも変化が現れるかもしれませんから」

解説

　西洋医学は引き算の叡智です．サイエンティフィックでロジカルでピンポイントで格好いい治療です．ですから多くの西洋薬剤は純物ですね．一方で漢方は生薬の足し算の叡智です．サイエンティフィックには病気を診ることができない時代の知恵です．ピンポイントの治療も無理です．**ですから致し方なく，体全体を治すようにせざるを得なかったのですね．**でもその治療方法は現代医学でピンポイント的に治せない時には威力を発揮します．

　さて，経過の長い訴えに対して，4週間漢方薬を処方した後の対応です．患者さんの主症状に変化がない時でも，体が動いていれば，つまりその漢方薬で体にいいことが起こっていれば続行してみるのも悪くないということです．漢方薬が無効な時は「水を飲んでいるみたいでまったく体全体が無変化だ」というような答えが返ってきます．

　そうであれば，**身体意識に敏感な人の方が漢方を処方しやすいですね．**鈍感な人では，折角漢方が効き始めているのに，それを見逃してしまいますね．そんな鈍感な人では，ある程度処方して無効な時は最初の処方に帰ることも一案となります．

漢方嫌いが漢方の魅力を理解したステップは

なんで僕が漢方を…!?

CASE 07　僕の経験

英国留学から帰国後，知人から「漢方も悪くないでしょ．やってみれば？」

「イギリスに 5 年間もいて，現代西洋医学のサイエンスを学んで来たのに，なんで僕が漢方なんかやらなきゃいけないの．とんでもない‼」

その後，保険診療で初となる大学病院でのセカンドオピニオン外来を開設して，現代医学の限界で困っている人々の存在を知りました．自分の専門領域でも，**自分の治せるもの以外は，微妙に診ないという雰囲気を醸し出して，患者さんの発言をブロックしている自分に気がつきました．**

(当たり前ですね．相談されても治せないのですから)

その後，ふと漢方という引き出しがあることを知りました．それも保険医療で．

実は大建中湯 100 や小柴胡湯 9 は昔から使っていましたが，魅力ある漢方薬（何でも治せる可能性がある）としての理解はまったくありませんでした．

漢方を始めると，教える人によって，教科書によって，考え方が多数あり，相互矛盾に思えて，納得できない数年間が続きました．

(もう止めてしまおうと何度も思いました)

でも，自分や家族に漢方薬は著効したので，続ける動機になったのです．

松田邦夫先生にお会いして，漢方が自分なりに腑に落ちました．

そして，松田先生から教えて頂いた知恵をベースに，西洋医がわかりやすくリラックスして，保険適応漢方エキス剤を処方する方法を考えました．

その結果の 1 つが，新興医学出版社から発刊されている著作です．

漢方処方が広がるステップ

実践あるのみ！

CASE 08　僕の経験

まずは漢方薬が正しく読めるようになることです．書ける必要はありません．
そして，ツムラの番号を覚えることも最初は重要です．
（今は，番号をよく忘れます．そんな時は iPhone アプリでチェックです）
まず，自分や家族に処方しましょう．
次に，患者さんにリラックスして処方しましょう．
患者さんがたくさんのことを教えてくれます．
まず，病名投与で良いのです．どんどん処方しましょう．
（そんな知恵が，「フローチャート漢方薬治療」になりました）
漢方理論や腹診は処方選択のための知恵と割り切りましょう．
（そんな答えが，「明日から本当に使える漢方薬 7 時間速習コース」になりました）
まず，自分の専門領域での頻用漢方薬から親しみましょう．
参耆剤（じんぎ）を覚えて，使用しましょう．
駆瘀血剤（くおけつ）が男性にも有効だということを体感しましょう．
こじれた状態（少陽病）に使うために，**柴胡剤**（さいこ）に親しみましょう．
附子（ぶし）の使用方法に慣れましょう．
漢方が何でも治す可能性があることを，その反対に何でも起こる可能性があることを理解しましょう．
これで，相当漢方が使えるようになります．
あとは実践あるのみです．
そして，**荒唐無稽と思いながらも**，腹診をやってみましょう．脈も診てみましょう．
治った症例，良くなった症例のお腹は特に真剣に診ましょう．腹部所見は遅れて改善すると言われています．こんな経過で僕は漢方を使用できるようになりました．

「医者が薬を選ばないなんてとんでもない」

叱られて…！

CASE 09 82歳　女性　自律神経失調症

訴えが多い女性．
他院で「自律神経失調症」と言われている．
治療希望で来院．
処方 加味逍遙散㉔
「まずこれを処方しますが，今後一緒に薬を探していきましょうね！」
「漢方薬は西洋薬と違って最初から適切なものに当たるとは限りません」
「いろいろな漢方薬を試して，あなたの体の反応を見ながら治していきましょう」
数日して，クレーム対応係からの文書が机に届く．
「医者が薬を選べないとはとんでもない．非常に不愉快だ…」

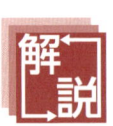

解説

　西洋医学的処方では，現代医学的病名を決めます．そして最良の処方や外科的治療を決定します．胃がムカムカすると言われれば，胃内視鏡検査をして，胃癌・良性潰瘍・ピロリ菌感染・胃に異常はなく心身症などと診断がつきます．そして処方しますので決定権はおおむね医療サイドにあります．患者さんに「胃癌だと思うから手術をしてくれ」と言われても，良性潰瘍であれば「癌ではありませんからまず内服薬で治療しましょう」ということになるのですね．患者さんの意見はあまり重きを置かれません．

　ところが**現代医学的病名という「良き仲人」が介在しない漢方的治療**では患者さんの良くなった感が一番大切ですね．そしていろいろな訴えにいろいろな漢方が用意されていますが，その選択は**漢方理論や漢方診断といったアナログ的思考**で決定されます．ですから一緒に探していくという立ち位置が大切です．

「くれぐれも西洋薬は続行ですよ」

モダンカンポウ

CASE 10 「西洋薬を止めていいですか」

「くれぐれも西洋薬は続行ですよ」
「漢方薬は補完医療です．今飲んでいる西洋薬は止めないでくださいね．将来的に，症状が良くなって，ぼつぼつ西洋薬を減量することはかまいません」

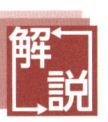

解説

モダン漢方の立ち位置は，現代西洋医学では治らない症状や訴えに保険適応漢方エキス剤で対処することです．ですから，西洋医学がまず先にあります．西洋医学的治療で困っていることがそもそもの出発点です．ですから，西洋薬は続行です．漢方を始めて，そして西洋薬を同時に中止したのでは，悪化した時にその原因が西洋薬を止めたからか，漢方が悪い方向に働いたのか判然としません．補完医療ですので，西洋薬を続行して，上乗せする形で投与します．

また，「この西洋薬を止めてください」と指導したのでは，その西洋薬を処方している医師と喧嘩になりますね．**「西洋薬を止めると言えるほど漢方は有効なのか？　それならエビデンスを見せろ」**と言われます．

一方で，西洋薬を続行のまま漢方を処方するのであれば，よほどの漢方嫌いの先生でも「試しに飲んでみればいいでしょう．どうせ効く訳ないから」と思うでしょう．そして漢方で患者さんが少しでも楽になれば，アンチ漢方の先生ももしかしたら漢方ファンになるかもしれませんね．なにより，患者さんが喜びます．患者さんは西洋医学の先生にも相当感謝しています．でももっと良くなりたいと思っているのですね．勝手に西洋医学の薬を止めたくはないのですね．

まず，漢方を併用する．そして楽になっていけば，西洋薬剤を減量，中止するという選択肢もありですね．

最初は，くれぐれも西洋薬を中止しないことが，漢方薬を補完医療として使用する上で大切な立ち位置です．それを守っていれば，**そして副作用がまれで，費用も安いのですから，いろいろと漢方薬を試せば良いのですね．**

漢方薬同士の併用は要注意

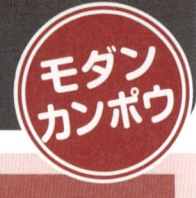

モダンカンポウ

CASE 11　「他の漢方薬との併用は？」

「漢方薬や漢方みたいなサプリメントは飲んでいませんね」
「西洋薬はたくさん併用しても，それぞれが独自に有効に作用します．ところが漢方薬はたくさん飲むと効かなくなります．漢方はできれば一箇所で処方してもらいましょう」

解説

「漢方薬は生薬の足し算の叡智」と説明しています．1804年，アヘンの気持ちいい成分がモルヒネだと判明し，その後分離精製ができるようになりました．だいたいその時期から，有効な成分，気持ち良くなる成分，害を及ぼす成分は何だ？　という質問に答えられるようになります．現代薬学の夜明けですね．つまり現代薬学のイメージは引き算です．山から宝物を探し出すといった感じです．そして，その純物質（通常は HPLC などでワンピーク）を化学合成して，製薬メーカーは現代西洋薬剤として販売しています．

一方で，分離精製できない時代の知恵は何だったのでしょうか．それは足し算です．長い歴史の中で，こんな症状や訴えにはこんな草根木皮や他の物質などが有効だという知恵はありました．そんな生薬1種類を民間薬と呼んでいます．その生薬を足し合わせることによって，作用を増強し，副作用を減らし，場合によっては全く新しい作用を作り出しました．つまり漢方は足し算の知恵なのです．

ですから，たくさんの漢方薬を飲むと，たくさんの生薬を同時に飲むことになりますので，漢方のバランスと足し算が壊れ，効かなくなることがあります．漢方は一箇所で処方してもらった方が良い理由です．

漢方薬は生薬の足し算の叡智です．よって正確には，漢方薬自体の内服数ではなく，漢方薬の構成生薬数があまりにも多くなり過ぎると効かなくなることがあるということです．

マメ知識　紅花（べにばな）

ベニバナの花です．古来より食品の着色料や口紅，染料に使用されています．駆瘀血作用があります．通導散 105 や治頭瘡一方 59 に含まれます．

「保険適応漢方エキス剤を処方しますね」

モダンカンポウ

CASE 12 「エキス剤って何ですか？」

「処方するのは漢方エキス剤です．**高級ブレンドインスタントコーヒー**のイメージです．お湯に溶かすと煎じ薬に近いものになりますよ」

解説

　漢方薬という言葉で描くイメージは，まだまだ煎じ薬のイメージですね．漢方ファンの患者さんや，漢方好きな先生が描く素敵なイメージとは，実は異なっていて，なんとなくうさんくさいと感じている患者さんが多いのも事実です．たしかに漢方薬や漢方薬もどきは，薬局や，その他の類似店舗，通販などで扱われていて，良いイメージだけとは限らないのですね．

　モダン漢方で処方するものは保険適応漢方エキス剤ですので，まずそのことをさらっと説明した方が安心で親切だと思っています．エキス剤というイメージはなかなかわかりにくいので，僕は**「高級インスタントコーヒー」**というセリフを使用しています．お湯に溶かすと本格的なコーヒーに近くなるものといったイメージです．

　実際に漢方エキス剤もお湯に溶いて飲んだ方がより効果的だと言われています．**特に急性発熱性疾患の時**はそう思います．一方で，急性発熱性疾患ではなく，そして忙しい時に，敢えてお湯に溶いて飲む必要もないと感じていますし，そのような説明をしています．

　どうも効きが悪くて，もう少し効力を高めたいと感じる時などは，お湯に溶かしてしっかり飲んでもらってみるのもいい方法ですね．

マメ知識

冷やして飲む漢方薬は，つわりの小半夏加茯苓湯㉑，鼻血の時の黄連解毒湯⑮，咽頭痛などの桔梗湯⑬⑧のうがいなどです．熱々で飲む（熱服）のは慢性の下痢に対する真武湯㉚です．

薬の効果は4週間後に判断しますね

モダンカンポウ

CASE 13 「次回はいつ来ればいいですか？」

「外来には次にいつ来ますか．いつでもいいですよ．**薬の効果は4週間後に判断しますね**」

解説

漢方薬も急性疾患などでは半日から数日で効果を判断できるものもあります．しかし，現代西洋医学の補完医療として保険適応の漢方エキス剤で対処するというモダン漢方の立ち位置では，病気の経過が長いのですね．そんな経過が長い疾患を漢方で対処するので，その効果を判定するのは基本的に4週間後です．

そこで，再診の日時の設定ですが，僕は「次にいつ来ますか？」と質問し，「いつがいいですか？」と言われてから，「4週間後では」と答える方が患者さんの満足度が高いと思っています．1週間後に来たいと答えれば，それもありですね．1週間後には漢方薬の効果を見るためではなく，不快な作用がないかを判断すればいいのです．

へそ曲がりの患者さんも多く（僕もそうですが……），4週間と先に言われると，「もっと早く診てほしいな」と思います．いつでも診てくれると言われると，「結構忙しいし，今まで治らなかった経過の長い訴えだから……」と思い，4週間と言われても満足します．**そんなつまらないような会話も，実は結構大切ですね．**

本当に日常生活に支障があるほど困っている患者さんは，比較的早い再診を希望しますし，あまり困っていない患者さんはある程度の期間内服し，その後の再診を希望すると感じています．

トーク術

外来診療のちょっとした工夫の詳細は，明日から本当に使える漢方薬シリーズ番外編① 「じゃぁ，死にますか？ リラックス外来トーク術」を読んでください．

罹った年数の半分必要と説明することも

診療の知恵

CASE 14 「どのぐらいで治りますか？」

「漢方は長く飲むことが必要なんでしょうか？」
「漢方でも，風邪などは半日が勝負なんですよ．でも経過の長い症状や訴えにはやはり時間が必要です」
「それでどれぐらいで治りますか？」
「治るという程度が，意味が人それぞれで難しいのですが，大塚敬節先生は，**罹った年数の半分必要**と説明していました」
「そんなにかかるのですか……」

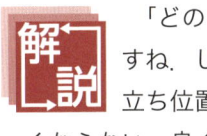

解説

「どのくらいで治りますか？」という質問は，よくある質問ですね．しかし，こちらも返答に窮する質問です．モダン漢方の立ち位置は西洋医学の補完医療です．今の医学で治らない，良くならない，良くなったがもっと良くなりたい，といった慢性の訴えがすぐに良くなることはないですね．でも患者さんは早急な解決を求めることもあります．

また，治るという目標がデジタル化されていないので，お互いの認識がズレることもありますね．そんなきわめて曖昧な目標の答えをどうやって説明するかも大切な外来の知恵です．

僕は，まず当方も一生懸命努力することを伝えます．そして少しでも良くなることをお互いの目標にします．そんな会話をしても，なおどれぐらいで治るかと問い詰められると，大塚敬節先生を引き合いに出して，説明します．**「漢方の大家の大塚敬節先生は罹った年数の半分必要だと説明していたそうです」**と言うのですね．多くの患者さんはこんな会話で，早急な解決がやはり無理であることを納得します．少しずつ良くなることの連続が相当の解決を生みます．

患者離れを潔く
「僕には治せないようです」

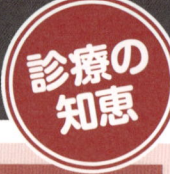

診療の知恵

CASE 15 「なかなか良くなりませんね．先生…」

「僕には治せないようです」
「他にもたくさん医師がいますので，他の先生を頼ってみてはどうでしょうか？」

解説

　　モダン漢方はリラックスして，患者さんと適切な処方を探していくことが大切な立ち位置です．そしてフローチャートにそのまま従って，または少々順番を変えて，またはまったく別の切り口から処方します．そんな方法で結構有効ですね．7〜8割の患者さんに満足してもらっていると思っています．でも言葉を換えれば2〜3割は治らないのですね．

　そんな時に決して，「今の医療では治らない」と言わないことです．10年以上前に，留学先のオックスフォード大学から帰国し，保険医療としては最初のセカンドオピニオン外来を始めました．当時，「今の医学では治らない」と主治医に言われて落胆している人が少なからずいました．患者さんにとって希望は大切ですね．インフォームドコンセントという正確な意味がよくわからない言葉が普及し，医師は昔よりは説明する機会や義務が増えたのではとも思っています．どんなに説明してもらっても結構ですが，最後は「僕には治せない」と言ってもらいたいと感じていました．漢方で治す時も同じですね．「僕には治せない」のであって，**「漢方を含めて，今の医学では治らない」のではないですね．**患者離れを潔くすることも大切と思っています．そんな話をしながら，「もう少し先生と頑張ってみる」と言われれば，もう少々漢方薬で頑張るという選択肢もありますね．

　そんな会話をしながら，本当に長々と一緒に漢方薬を探しながら，そしてなんとか上手くいくとお互いに嬉しいですね．そんな苦労した快感も漢方にはまる動機の1つになりますね．

エキス剤でも困ることが

飲み方の工夫

CASE 16 「粉が入れ歯に挟まって困る」

「先生，粉のカンポウは入れ歯に挟まって困る…」
「お湯に溶かして飲んでますか？」
「お湯に溶かしてますが，完全には溶けないので，粒が入れ歯に挟まります．それが困るのですが…」
「では，電子レンジでチンしてみてください．**漢方は熱には強いので，チンしても大丈夫です．**きれいに溶けますからね」
（再診時）
「チンしてきれいに溶けたら，入れ歯に挟まりませんでした．快適です」

解説

　使用者の便宜を考えて作られたエキス剤ですが，このような不都合もあります．漢方エキス剤の製造工程も当然煎じ薬の延長として作られています．漢方は熱には強いのです．電子レンジでチンすると本当にきれいに溶けますね．お湯に溶かすのが面倒くさいという訴えが多いのです．そんな時は，粉のまま飲んでも通常は構わないと説明しています．お湯がより良いと思われているだけであって，粉で飲んでもちゃんと効きます．少なくとも急性発熱性疾患の時は，たっぷりとしたお湯に溶かして飲みます．慢性下痢は熱々のお湯に溶かして飲みます．あとは可能であれば，お湯に溶かして味わいながら飲んでみてください．そんなことが建前と思えばいいと考えています．
　一方で，製薬メーカーの努力も必要ですね．カプセルタイプや錠剤の漢方薬などがもっともっと販売されてもいいと思っています．剤型変更は臨床試験が必要ということで製薬メーカーは行わないようです．数社が凌ぎを削るからこそ，より良い製品が生まれると思っています．車でも，ビールでも，便器でもそうですよね．数社が必死に努力するとより良い製品が生まれますね．

冷え症治って風邪引かない　これってホント!?

CASE 17　20 歳代　女性

スリムで結構筋肉質．
スタジオで運動しているが手足が冷える．生理痛がある．
フローチャートに従って，

処方 当帰四逆加呉茱萸生姜湯㊳

（再診時）
「まず生理痛がなくなりました．そして冷えもだいぶいいです」
（しばらく内服後）「昨年より，嘘のようにいい．冬はいつも風邪を引いて，喉と鼻がいつも変でしたが，今年は風邪をまったく引かず，ずっと健康です」

解説

　漢方薬を飲んでいると風邪を引かないというコメントはよく頂く言葉ですね．昔は本当かなと疑っていました．そんなことはあり得ないと思えたからですね．ピンポイントでサイエンティフィックでロジカルな西洋医学では，ある病態だけに効くのが薬ですね．ところが漢方は生薬の足し算の叡智です．引き算ができない時代の知恵です．**体全体を治すしか能がない時代の知恵とも言えますね．だからこそ，いろいろと楽しいことが起こるのですね．**その最たるものの1つが，漢方薬を飲んでいると風邪を引かないという印象です．

臨床研究

2009年に新型インフルエンザに対する補中益気湯㊶の臨床研究を愛誠病院の職員で行いました．補中益気湯㊶の内服を希望した職員は179人中1人が新型インフルエンザに感染，飲まない179人は7人が感染しました（2010年内科学会総会）．昔の知恵ですから風邪もインフルエンザも違いがわかりません．この結果から，まんざら臨床での印象は，間違っていたのではないなと合点がいきました．自分に合っている漢方薬は長く飲んでいるといいことが多いと思っています．

老いを知ることも大切

叱られて…！

CASE 18　92歳　男性

「ちっとも良くならない」92歳の男性が不満げです．
92歳といっても診察室で拝見する限りはボケはありません．
「いままであんなに元気だったのに，どうも調子が悪い．それを治してもらいたい」と診察のたびに詰め寄ります．
「漢方薬を飲んでいると幾分良くはないですか？」
「わかっているが，昔とは違う…」

解説　**老いと病気を今の医学は一緒にしていますね**．そんな風潮が患者さんにも伝染するとこうなります．92歳まですばらしい健康とボケない体をもらったこと，他の仲間より元気なことにあまり感謝していないようです．アンチエイジングも大切と思いますが，**上手に歳を取ることはもっと大切と思っています**．92歳で歩けて，快便，快食，快眠，ボケなしですが，いろいろと数年前よりも痛いところが出てきました．若い頃とは違ってきました．当たり前というか，それのどこが不満なのですかと言いたくなりますね．漢方でそんな人を治すことは期待薄ですね．少々の効果に感激することも大切と思います．そんな小さな発見の連続で良くなるものは良くなる，歳の影響でここまでのものはこの辺で諦めるという受け入れる姿勢も肝要です．

　老いと病気を混同しているのは，この患者さんに限ったことではありません．漢方を知る前の僕自身も，老いと病気を混同していたと反省しています．末梢血管外科医の僕が扱う病気は動脈硬化症が多いのですね．これは老いの病気です．足の血流が悪くなると，間欠性跛行や安静時痛，切迫壊死となります．安静時痛や切迫壊死は治療が必要です．その状態があること自体が苦痛ですから．ところが間欠性跛行は無理に手術をしなくてもいいですね．老いや老衰と思って受け入れることも大切ですね．ポンコツ車のタイヤだけ交換しても，全体がぼろなのですからね．受け入れることも大切です．大切に動ける範囲で頑張りましょう．

「一生飲んでもいいのですか？」

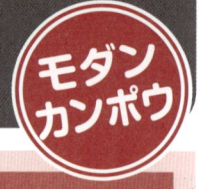

モダンカンポウ

CASE 19 「いつ止めればいいのですか？」

「この漢方薬を飲んでいると調子がいいのですが，いつ止めればいいのですか？」
「調子が良ければ飲んでいてもいいですよ」
「一生飲んでもいいですか？」
「いいと思っています．**何か変なことが起これば止めましょう**」

解説　僕自身も漢方薬を8年近く内服しています．飲んでいると調子がいいからですね．患者さんも調子がいいので，ずっと飲みたいと希望する人も少なからずいます．そんな時はもちろんオーケーと言っています．

ところが，漢方を年余にわたって投与することを昔は想定していません．短い期間飲んでそして良くなれば終了です．女性の訴えなどはある程度の期間飲んだのではと想像しますが，どの程度飲み続けていいかという答えは昔の本にもありません．実は西洋剤でも長期投与の安全性は，世代を超えるまではわからないと言われています．10年ぐらいの期間の観察では長期的な副作用は不明ということです．ではどうするかというと，自分の身体意識に敏感になって，調子が良ければ続行，悪ければ中止という当たり前の対応で必要十分と思っています．試しにしばらく止めてみるというのもありですね．**止めても調子の良さが続行することもあります**し，少々後戻りすることもありますね．後戻りすれば，また始めればいいだけのことですから．僕はなんとなく体の調子が悪ければ，そして漢方を飲んでいて調子が良ければ，漢方薬を1～2種類は飲み続けてもいいのではないかと思っています．家族みんなで実践しています．もちろんまったく健康な時に飲む必要はありません．

> **僕の考え**
> 秘薬は一子相伝，門外不出．そんな時代になぜ古典を書いたのでしょう．大切なことは実は古典から微妙に削除されているのでしょうか．へそ曲がりの僕は，そんな疑問を持ってしまいます．

漢方を味わうことも大切

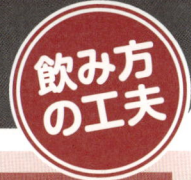

飲み方の工夫

CASE 20 「苦くて飲めません」

「先生,漢方薬は粉で,味もあるからオブラートに包んで飲んでいます」
「頑張って粉のまま飲めませんか.粉が嫌ならお湯に溶かせばいいのですが…」
「お湯に溶かすと,味が強くなって…」
「**漢方薬では,実はその味が大切なのですが**,おいしい漢方薬は有効なのですよ.また,まずくても飲める漢方薬も結構有効です.是非,味をみるためにも,オブラートを止めてもらえませんか?」
「試してみます」

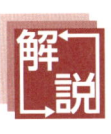

解説　粉が飲めないという患者さんが来ると,僕はがっかりします.どんな育て方をされたのだろうと思ってしまうのですね.**親は子供がしっかり粉薬を飲めるように教育すべきですね.**僕の意見です.

　漢方は味が結構大切で,こちらも知りたいので,粉が困れば,電子レンジでチンして温かいお湯を飲めばいいのですね.完全に溶けますから.

　そう指導すると今度は味が濃過ぎて飲めないという人がいます.味がまずくて飲まない程度の訴えであれば「放っておけば…」と心の中で思ってしまいます.本当に困れば,努力するでしょう.努力をしないで楽して良くなりたい気持ちもわからないではないですが,困った挙げ句に助けを求めてくるのであれば,そちらもそれなりの決心をして病気に対峙してもらわないとね.まずくても,粉が苦手でも頑張れと思ってしまいます.蜂蜜やゼリーと混ぜる方法も子供ではありですね.

マメ知識　蜂蜜は薬の吸収を遅くするので,昔は劇薬を使用する時に蜂蜜を併用したそうです.つまり通常の漢方薬では効きが悪くなりそうです.しかし,実際に使用すると蜂蜜と一緒に飲んでもらっても結構効きます.

エキス剤と煎じ薬

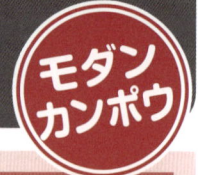

モダンカンポウ

CASE 21 「エキス剤と煎じ薬　どっちがいいの？」

「すばらしい煎じ薬はやはり素晴らしいと思います．問題は，煎じ薬がすべて良いわけではないのですね．良い生薬か良くない生薬かを見極める目がないと，生薬問屋は良くない生薬を供給します．一方でエキス剤はすべてが基本的に均一です．**エキス剤は中ランクの上**のものが供給されていると考えればいいと思います．エキス剤を使用しても治らない時は，生薬の目利きができる医師に煎じ薬を調合してもらうこともいいですね」

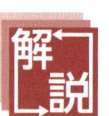

解説

　A5 の高級和牛といっても，おいしい部分とおいしくない部分があります．生薬も同じで，いくら良い生薬を調達しても，いろいろなランクに分かれます．生薬の値段交渉を過激に行うような病院やクリニックには，あまり良くない生薬が流れるのは当然に思えますね．保険適応エキス剤に非常に興味を持ち，そして漢方薬の世界にはまると，将来的には生薬の加減ができる煎じ薬を勉強したくなります．その時には，まず生薬の目利きができるようになることが大切です．その勉強が煩わしいのであれば，**エキス剤の土俵で治せる患者さんだけ治すという割り切りも大切と思っています．**

僕の考え

　生薬の多くは「傷寒論」にも載っています．日本漢方のバイブルともいわれています．「傷寒論」は約 1800 年前の本です．1800 年前の植物と今の植物が同じとは思えません．ある植物に含まれる薬理成分の比率も同じではないでしょう．一方で，人間の体も 1800 年前とは異なっているでしょう．住環境や生活状態も当然に違います．ですから，1800 年前の考え方がそのまま正しいことはないと僕は思っています．でも脈々と繋がっている漢方の歴史があり，そして有効性が続いています．化石のように突然に掘り起こされたものではないのです．そして現代で使用しても有効で，有益だからこそ意味があるのですね．

「薬局で漢方買ってもいいですか？」

こんな質問をされて…

CASE 22 「忙しくて病院に行かれないのです」

「薬局で買ってもいいですよ．しかし，メーカーが違うと，生薬の産地や等級も違うし，生薬の配合比率も異なります．できれば病院でもらっているのと同じメーカーのものが良いですね．しかし，お値段はざっくり 10 倍ぐらいになりますよ」

解説

株式会社ツムラの OTC（薬局で処方箋なしで購入できる）漢方薬の多くは，処方箋で購入できるものと製造工程はほとんど同じです．つまり，病院でもらうものと同じものが薬局で購入可能です．しかし，内容量は 1/2 となっており，価格は約 2 倍で，そして 3 割負担で済む医療保険が使えませんので，**約 10 倍の価格になります**．しかし，病院やクリニックまで足を運ぶことが大変で，また急に必要になる時などは，OTC のものを使用して良いと思っています．メーカーが異なると，内容が異なります．**漢方薬はジェネリック扱いされません**．それも当然で，仕入れる生薬が異なり，そして微妙に配合比率も異なりますので，ジェネリックのように薬剤師の先生の判断で変更されると困ることが生じるからですね．なお，漢方はジェネリックではないので，薬局でジェネリック加算となるかを決める時に，**ジェネリック比率の計算から除外されています**．

僕も，鞄に漢方薬の持ち合わせがない時，そして急いで内服したい時などは，薬局で OTC 医薬品の漢方を購入しています．

> **不思議？なはなし**
>
> 芍薬甘草湯 ❻❽ をこむら返りに使用して，そこそこ良くなったが，その後あまり改善しないご婦人がいました．そこで本人が薬局でコムレケア® (小林製薬) を購入し，そしてとても効いたそうです．実はコムレケア® は芍薬甘草湯 ❻❽ の錠剤です．不思議ですね．添加物として含まれている他の成分が有効だったのでしょうか．芍薬甘草湯 ❻❽ 自体の違いかもしれませんね．そんなことも起こり得ます．

昔無効でも試す価値アリ

処方の知恵

CASE 23 「それ，以前に飲みましたが…」

「その当時は，無効だったのですね．今回は相当時間も経っていますので，もう一度試してみたいのですが，いかがですか．4週間飲んで頂けますか？」

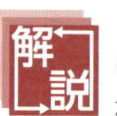

解説

「後医は名医」といいます．患者さんがある医師に見切りをつけて，次の医師に診てもらうと治ることがあります．それは後から患者さんを診る医師（後医）は，無効であった薬を除外して，処方選択をすればいいので，有効な漢方薬に当たる確率が高くなるからですね．後から診る医師の方にアドバンテージがあるということです．確かにそうです．しかし，経過が長く，遙か昔に飲んだ漢方薬は，もう一度試してみた方がいいですね．病気も，体も時間とともに変化しています．昔無効だったからといって，今も無効とは限りません．しっかりお話をして再度トライしましょう．また，いろいろな漢方薬を試しても効果がない時には，一番最初の漢方薬に戻ると効くことがあります．駆瘀血剤などを挟むと，その駆瘀血剤の効果で体質が変化して，以前無効であった漢方薬が有効となることがあります（駆瘀血剤でひとゆすり）．以前に処方されたからといって，頭から除外することは止めましょうということです．

【漢方の読み方】

多くの生薬は漢字2文字です．ですから2文字以外の生薬を確認しましょう．まず，漢字1文字の生薬は朮（じゅつ）です．しかし蒼朮（そうじゅつ）や白朮（びゃくじゅつ）と記載されることもあります．一方で漢字3文字の生薬でエキス剤の名前に登場するものは，麦門冬（ばくもんどう），呉茱萸（ごしゅゆ），炙甘草（しゃかんぞう），茵蔯蒿（いんちんこう），牡丹皮（ぼたんぴ），薏苡仁（よくいにん），麻子仁（ましにん），酸棗仁（さんそうにん），五味子（ごみし），車前子（しゃぜんし），檳榔子（びんろうじ），香附子（こうぶし），山梔子（さんしし）です．

患者が処方を決めてきたら…？

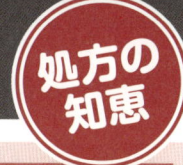

処方の知恵

CASE 24　「先生，この漢方薬を試したいのですが？」

「いろいろと本やネットで勉強して，また自分の経験からこの漢方薬がほしいのですね．**特別に間違っているとも思えませんので，まずご希望のものを処方しましょう．**それが効かない時は今度は僕が処方するものを飲んで貰えますか？」

解説

既に漢方薬をいろいろと飲んでいて，自分のこんな症状にはこの漢方薬が有効であると知っている患者さんでは，ご本人の意見に従えばいいですね．**むしろどんな時に，この漢方薬が有効かを患者さんから教えて貰うとこちらの勉強になりますね．**一方で，今まで飲んだことはないが，自分で本やネットで勉強して，これを飲んでみたいという患者さんがいます．にわか漢方ファンの時もありますし，しっかり勉強していることもあります．そんな時に「素人が勉強してもダメ．こちらが処方する漢方を飲め！」と言うことも可能ですが，絶対に患者さんが希望する漢方薬が間違いとは言い切れません．漢方では何でも起こる可能性がありますから．完全に否定することはむしろ難しいのです．僕はよほど間違っていると思わない限りは患者さんの希望に添って，処方しています．そして次回，無効な時にはこちらの意見を入れてもらうようにしています．患者さんが言うことも結構当たることがありますからね．そして，こちらもいろいろと勉強になりますから．

【漢方の読み方　生薬の名前 1 つ＋湯】

湯は煎じ薬のことです．漢方は生薬の足し算ですので，他にも生薬は配合されていますが，代表的なもの一剤の名前を冠しています．葛根湯 ①，麻黄湯 ㉗，麦門冬湯 ㉙，呉茱萸湯 ㉛，人参湯 ㉜，木防已湯 ㊱，猪苓湯 ㊵，薏苡仁湯 ㊿②，炙甘草湯 ㉔，当帰湯 ⑩②，酸棗仁湯 ⑩③，黄連湯 ⑫⓪，茵蔯蒿湯 ⑬⑤，桔梗湯 ⑬⑧ などがあります．

「癌を手術せず,漢方だけで治したい」

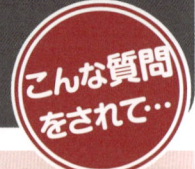

CASE 25 80歳代　女性

「大腸癌と言われています．大きな病院で手術を勧められています．漢方だけで治せませんか？」
漢方薬で癌を治すことは無理です．僕は漢方薬を西洋医学の補完医療に使用していますので，しっかりと西洋医学的治療をして，そして漢方を飲んでみてはどうですか？」

処方　補中益気湯 ㊶

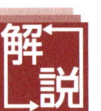

解説

「癌を漢方で治してくれ」という類の相談は時々あります．「漢方で癌は治らない」と即答しています．**漢方で癌が治れば，華岡青洲は乳癌の手術を行う必要はなかったはずです**．乳癌治療での漢方の限界を知っていたからこそ華岡青洲は全身麻酔を試みて，家族で人体実験をして（有吉佐和子「華岡青洲の妻」新潮社），そして乳癌の摘出手術に成功したのです．

最近自分が歳を取ったせいか，母親が高齢で認知症となったためか，「癌と診断されても西洋医学的治療をしないという選択肢もありだな」と思っています．癌は命を落とすには悪くない病気ではと感じています．そんな時に漢方を飲むのは悪くないのではと思っています．そして癌の進行が少しでも遅くなれば，生活の質が改善すればいいのですから，歳とともに考え方も変わりますね．

僕の想い―癌のお迎えも悪くない

認知症の母を看ていると，癌のお迎えも悪くはないなと思います．子孫を残し，精一杯生きて，今認知症です．今は，自然の経過に任せて，生きてもらいたいと思っています．医療は進歩しています．たくさんの積極的な治療が可能です．でもその対極にある自然死ということも今後は医療サイドが考慮すべきことと考えています．

「身体能力が向上する漢方ないですか？」

こんな質問をされて…

CASE 26　日本のトップレベルのスポーツ選手

「パフォーマンスを増すような漢方薬はありませんか？」
「いろいろありますよ．しかし，漢方薬はいろいろな生薬の足し算です．いろいろなものが含有されています．つまりドーピング検査に絶対に引っかからないとは言い切れないのです．ですから，あなたがドーピング検査を要求されるような環境で競っている間は，漢方薬は止めておいた方がいいですよ」

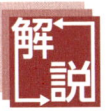

解説

　25年間運動をしていなかった僕が，まったく泳げなかった50過ぎの親父が，トライアスロンを始めました．以前から日本体育協会のスポーツドクターの資格は持っていましたが，それは血行障害のプロ野球のピッチャーを診療する機会が多かったからです．まさか自分が運動をするとは本人が一番びっくりしています．トライアスロンを始めると，トライアスロンやトライアスロン以外のエリートアスリートから相談を受けることがあります．彼らは自分のパフォーマンスを向上させるためであればいろいろなことをします．明らかにドーピングに引っかかる漢方薬はエフェドリンを含む麻黄含有漢方薬です．しかし，それ以外でも漢方薬は生薬の足し算ですので何が起こるかわかりません．よってドーピングに絶対に抵触しないとは言い切れません．ですから，トップアスリートは漢方を飲まない方がいいでしょう．

　一方で一般アスリートであれば，こむら返りの予防や回復のための芍薬甘草湯 68 や，疲れた後の補中益気湯 41，競技前にすっきり排便するための大黄含有漢方薬，痛み止めとしての麻黄含有漢方薬など，いろいろと役に立ちますね．

　僕は長い距離のトライアスロンやフルマラソンの時には，芍薬甘草湯 68 のエキスをポケットに用意しています．適切に補給をしていれば足のけいれんも起こりませんが，もしもの時は役に立ちますし，持っていてもまったく邪魔になりませんから．お守りのようなものです．

特別な人が来ても
淡々と普段通りの対応で

いつも通り平常心で

CASE 27　30歳代　男性　芸能人肥満で痩せたい

テレビのディレクターの紹介で受診．
「漢方だけで痩せるというのは無理ですよ」
「いろいろ努力はしているんです．食事制限をしたり，暇を見つけては運動をしたりと…」

　僕でも知っているような有名芸能人．こんな時はついつい力が入りますね．でも普段通りに診察することが大切と教えて頂いています．淡々と，肥満についての正しい知識をお話しして，処方しました．

処方　大柴胡湯⑧＋桂枝茯苓丸㉕

（その後は，付き人の方が外来に処方箋を取りに来ました）
一生懸命食生活の改善をしているとのこと．漢方を飲んでだんだんと痩せたそうです．結局，2年間で20 kgぐらい痩せました．時々，テレビで見ると確かに痩せていきました．

解説

　ついつい力が入りますね．芸能人とか来ると．でもそれは処方を間違える原因になるそうです．淡々といつも通りに診察し，処方選択をすることが肝要と教えて頂いています．いろいろな人が実はやって来ますね．最近は誰が来ても普段通りに接することができるようになりました．**いくら背伸びしても，自分の実力以上は出ませんからね．**スポーツと同じでいつも通りのパフォーマンスを出すことに精一杯努力すればいいのですよね．いつも通りのことを淡々と行うことは，実は結構難しいですね．

【漢方の読み方　生薬の名前の別名1つ＋湯】

　青竜とは麻黄の別名です．小青竜湯⑲は小麻黄湯といった意味合いでしょうか．真武湯㉚はもともと玄武湯と言われていましたが，皇帝の名を避けるために真武湯㉚と改名．玄武は伝説上の黒い亀で附子が黒いことから，附子の別名です．真武湯㉚は附子湯といった感じです．

治せるものしか治せない

漢方でどこまでできる?

CASE 28　30歳代　女性　慢性疲労症候群?

「先生,慢性疲労症候群と診断されています.何か良い漢方薬はありませんか?」と母親が相談する.
「西洋医学的治療を継続するのであれば,漢方の昔の知恵を使うのも悪くはないですね.併用するのであれば」
(その後,下記の処方を試みるも無効)

処方 補中益気湯㊶,六君子湯㊸,小建中湯㊾,半夏白朮天麻湯㊲

(ある日)いつも母親と入室し,僕の質問にはまず母親が仕事はできず,体も動かないと答える.
診察終了後に同僚が,先生そっと様子を見てきますと言って偵察に出る.すると,「外では大声で母親と笑って話し,そして自販機でコーラを買って,ごくごくと一気飲みしました」と教えてくれた.
(漢方の出番や,僕の出番というよりも,もっと他の解決方法がありそうだ.慢性疲労症候群という病名が正しいのだろうか…)

解説　漢方を処方すると,なんでも診られるようになります.治るか治らないかはわかりませんが,トライすることはどんな訴えにも可能になります.そうすると,いろいろな患者さんが,患者さんご自身の意思や,医師からの紹介で訪れます.そんな外来も結構楽しいのです.その中にも漢方で治る人がいるからですね.でもすべてを治そうと思わない方がいいですね.**できることをできる範囲でやることが大切です.**そんなリラックスした態度が必要で,そして十分と思っています.

マメ知識　母子同服という考え方が漢方にはあります.抑肝散㊴で有名です.子供のイライラは,母親のイライラが伝わるからと考えて,母子ともに抑肝散㊴を内服させるというものです.この症例でも母子同服を考えましたが,結局止めました.なんだかおっくうになって.

「効能書きにないですよ」

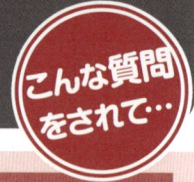

こんな質問をされて…

CASE 29　60歳代　男性

「先生，私は風邪薬を希望したのではないよ」とやや憤慨して院外薬局より戻ってきた．
「香蘇散❼⓪の効能書きには確かに風邪しかないのですが，この漢方薬は広くいろいろな症状に効くのです．特に気が晴れない時には有効なので，**あなたのための薬です**．あなたには，風邪を目的として処方したのではありません．処方の間違いではありませんから，安心して飲んでください」
（再診時）「香蘇散❼⓪は，確かに良い．あれを飲んでいると調子良い．もうしばらく飲みたい」

解説

添付文書の効能または効果には保険病名が記載されています．**漢方薬は乱暴な表現をすれば何にでも効く可能性があります**．昔はピンポイントで病気を治す術がなく，体全体を治す努力をして，その延長線上にある症状を治す効果を期待したと思っています．漢方薬を保険適応するにあたって，ある程度使用頻度が高い病名が保険病名として記載されたことは致し方ないことですが，大切なことは，保険病名は建前だということです．いろいろと効くことが漢方の魅力です．ですから，薬剤師の先生から保険病名通りの説明をされて，憤慨する，または疑問に思う患者さんも実は少なくないのですね．そうであれば，最初にこちらから，「効能書きの病名とは異なるがあなたの薬ですよ」と言い添えておくことも大切な気配りですね．また保険病名を付けることは保険医療システムでのルールですので，整合性が合うように病名は記載しましょう．

マメ知識

女神散❻❼の保険病名には女性の疾患しか記載がありません．でも男性にも結構使用します．そんな時は「男性血の道症」などにしています．漢方に造詣の深い審査員はこちらの努力をわかってくれるはずです．

「何が一番困りますか？」全部一緒に治すのは無理

処方の知恵

CASE 30　60歳代　男性　悩み多数

「困ることと言えば，頻尿，花粉症，腰痛，めまい，胃もたれでしょうか」
「漢方薬でどれも良くなる可能性がありますが，**まずどれが一番困りますか？**」
「そう尋ねられると…，頻尿でしょうか」
「大便は我慢できますが，小便はしたくなると我慢ができません」
「漢方薬はたくさん処方すると効きが悪くなるので，まずこれから治していきましょう」

処方　牛車腎気丸 107

（6ヵ月して）「先生，夜間頻尿はそこそこ良くなりました．昼間の小便の我慢も大分できるようになりました．驚いたことに花粉症はほぼなくなりました．腰痛やめまいも調子良いです」

解説

患者さんに，「何か困っていることはありますか？」と尋ねるとたくさんの困っていることを羅列する人がいます．それぞれにフローチャート的に処方可能です．たとえばこの症例で，頻尿には牛車腎気丸 107，花粉症は小青竜湯 19，腰痛は疎経活血湯 53，めまいは釣藤散 47，胃もたれには半夏瀉心湯 14 といった具合です．そこで「ではすべてを治すように5種類の漢方薬を処方してみますね」とすることは間違いです．**漢方は多数処方すると効きが悪くなります．**相性の良い漢方薬の2〜3種類の併用はまだ許容範囲ですが，5種類を飲むということはありません．そこで「何が一番困りますか？」と尋ね返して，一番困る症状に対する漢方薬を処方することが理にかなっていますし，勉強になります．この例では，牛車腎気丸 107 を処方して，胃もたれ以外の頻尿，花粉症，腰痛，めまいの4つの症状が軽快することを経験しました．最初から5種類処方したのでは，もしも効果が減弱しないと仮定してもどれが効いたかまったく検討がつきませんね．

「何故，足すと効かなくなることがあるの？」

CASE 31 70歳代 女性 腰痛と下肢痛 整形外科に通院中

処方① 当帰四逆加呉茱萸生姜湯㊳ 4週間
「少しいいかな」
処方② 牛車腎気丸⑩
「これも少しいいかな，先生，両方一緒に飲んだらダメですか？」
「試してみましょう．でも漢方薬は両方飲むと効かなくなることがあります．2つ一緒に飲んでそれぞれ単独よりも有効かを教えてください」
「先生，なんで一緒に飲むと効かなくなることがあるんですか？」
「漢方薬は食事の延長です．おいしいカレーとおいしいラーメンがあるとしますね．それを一緒にすると，**とってもおいしいカレーラーメンになるか，まずいカレーラーメンになるかはわかりませんね．**そんなイメージです」
(再診時)「先生，両方飲んだ方がいいようです」
そして数ヵ月飲んで相当軽快する．

解説

腰痛，坐骨神経痛，間欠性跛行などには疎経活血湯㊺，牛車腎気丸⑩，当帰四逆加呉茱萸生姜湯㊳のどれかが結構有効です．そうであれば，最初から3つ処方して，3種類を一緒に飲んでもらえば簡単な気がします．ところがこれがNGです．まず，漢方薬は生薬数が増えれば増えるほど効きが悪くなると言われています．必ずそうなるということではなく，そういう可能性があるということです．**ですから遠回りのようでも1剤から始めて，**有効である漢方，無効である漢方を確かめて，そして有効な漢方薬同士を併用することが肝要です．ここで有効な漢方薬同士を併用しても効果が減弱することがあると気に留めておくことが大切です．漢方薬は生薬の足し算の叡智ですので，当然と言えば当然ですね．患者さんに何故と問われると，上記のようにカレーラーメン作戦を展開して説明しています．

急性症からまず治す
そして日頃の漢方薬はお休み

処方の知恵

CASE 32 50歳前後　男性　（自験例）

日頃から大柴胡湯❽と桂枝茯苓丸㉕を内服（花粉症が軽快し，熟眠感が増し，いぼ痔が消失しているため）．

（疲労が激しい時）
疲れが溜まったと感じる時の愛用漢方薬は補中益気湯㊶．この時は，日頃飲んでいる漢方薬は休薬です．

（風邪が長引いた時）
小柴胡湯❾＋麻杏甘石湯㊺を愛用している．この時も，日頃飲んでいる漢方薬は休薬です．

（風邪を引いたかな）
すぐに葛根湯❶を飲みます．日頃飲んでいる漢方はできれば休薬ですが，既に飲んでいても，葛根湯❶を飲みます．

解説　先急後緩，先表後裏など，複数の病気がある場合に先に治す病気のヒントになる言葉があります．**ゆっくりの病気よりも急な病気を先に治す．**表の病気が先で裏は後からといったことですね．ともかく，漢方薬は生薬の足し算の結晶にて，どんどん足していくと効きが悪くなることがあります．そこで日頃飲んでいる漢方薬は休薬するのですね．でもこれは建前で，既に日頃の薬を飲んでしまって，その後，風邪の漢方を飲みたければ，もちろん飲みます．できれば服薬する漢方薬を増やさないということです．

　西洋薬剤ではむしろやってはならないことですね．日頃飲んでいる降圧剤，糖尿病の薬，向精神薬などを，風邪を引いてPL顆粒®を内服するからといって，休薬することはありえませんね．漢方薬では併用はなるべく慎むということが建前です．

　漢方が生薬の足し算の結晶ということが腑に落ちていれば，当たり前の処方選択ですね．

カルテには，そのままの言葉を記載する

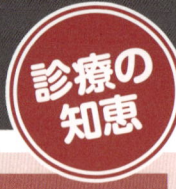

診療の知恵

CASE 33　40歳代　女性　いろいろご不満あり

介護で元気がなく，疲れる．腰痛，肩こり，眠りが浅い，精神的に落ち込む．気圧に影響される．いろいろとご不満あり．

処方① 加味帰脾湯 137

（再診時）「悲しいが寂しいに変わる．眠れるようになるが，1，3，5時に目が覚め，またすぐ眠れる．疲れが楽になる．生理時の下痢がなくなりました」

「イライラがひどい，話をしていて相手の声が聞き取れない，音としか認識できない．1時間聞こえない」

処方② 加味逍遙散 24（毎食前），加味帰脾湯 137（就寝前）

（再診時）

「イライラのもとを感じるくらいに落ち着く．内服してから便通がいい．臭くないオナラがたくさん出る」

解説

いろいろと訴える．でも実際に疲れていて，眠れない．そこで加味逍遙散 24 を参考剤にしたような加味帰脾湯 137 を投与して，まず疲れが楽になり，また眠れるようになりました．そして，加味逍遙散 24 を毎食前に，加味帰脾湯 137 を就寝前に飲んでもらって，相当良くなった症例です．加味逍遙散 24 で便通が良くなるのは柴胡剤ゆえ，しばしば経験すること．しかも加味帰脾湯 137 で生理時の下痢が治ったと感謝されました．

カルテには本人が話したことをそのまま記載する方が臨場感があり，後日，本人に昔はこんな風に話してくれましたよと言うと，「その当時に比べれば相当良いです」と言われることが多々あります．西洋医学的には要点だけを並べて，取捨選択し，医療サイドが解釈して記載すればいいので，英語で書いた方が楽なこともありますが，**漢方では患者さんの言葉が結構大切と思っています．**

帯状疱疹後の痛みにリリカ®
漢方の領域に西洋薬剤が

治ればいいよね!

CASE 34　60歳代　女性

帯状疱疹後の痛み．
「ペインクリニックでリリカ®を試したのですが，めまいが起こって，飲めませんでした．何か良い漢方薬ありませんか？」

処方① 麻黄附子細辛湯 127

(再診時)
「変化をあまり感じません」

処方② 麻黄附子細辛湯 127 ＋附子1日3g

(再診時)
「大分楽になりました」

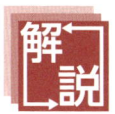

解説

　　　帯状疱疹の痛みは以前より難治なものが多く困っていました．漢方でも麻黄附子細辛湯 127，五苓散 17，当帰湯 102 などを使用していました．そして牛車腎気丸 107 や補中益気湯 41 などが有効なこともありました．たくさんの選択肢からいろいろと選んでいたのです．その選択肢の中に，リリカ®が加わりました．最近発売された西洋薬剤ですが，帯状疱疹の痛みには相当有効と思っています．漢方で無効な時は試すべきでしょうし，まずリリカ®を試して，そして副作用で飲めない時などに，昔の知恵である漢方を使用した方がいいのではと思っています．西洋医学はどんどんと進歩します．ますます漢方の領域にも西洋薬剤が入ってきます．それでいいと思っています．僕たちは西洋医です．極論すれば，僕は漢方薬を凌駕するような，漢方薬が好まれる領域を脅かすような西洋薬剤がどんどんと誕生することを願っています．漢方も現代医学的立場から少しずつは進歩していくでしょう．しかし，西洋医学の進歩の速度にはかなわないと思っています．

体全体を治したり，養生が肝要であったりと，漢方的な考え方は何より大切と思っています．

白内障を漢方で治してくれ

Case 35 80歳代　男性　白内障

「漢方薬で白内障が良くなると聞いたので漢方を試したい」
「漢方は昔の知恵ですので，白内障も昔は漢方薬で対応したのです．そんな漢方薬の代表は，八味地黄丸❼です．もちろんご希望であれば処方しますが，効果は不十分と思っています．今は白内障の手術が安全に施行可能です．濁ったレンズが漢方で綺麗になることは無理でしょう．でも手術でレンズを交換すれば，まったく別の世界を手にできますよ．僕の母の白内障も漢方ではなく，もちろん手術で治してもらいました．嘘みたいに見えるようになったと喜んでますよ」
「先生のお母さんが，手術を選んだのなら，私も手術で…」

解説

漢方は昔の知恵です．眼科の手術もない，メガネも普及していない，そんな時代には，近視に苓桂朮甘湯㊴，白内障に八味地黄丸❼，緑内障に柴苓湯⓬などを試し，そして有効であるという報告も散見されます．漢方は副作用もまれで，費用も安いのですから，試しに使用してみてもいいですが，やはり現代医学的な治療が何より大切で有益と思っています．僕のイボ痔も幸いに漢方で治りました．でも，治らない時はすぐに手術ですね．イボ痔を漢方だけで頑張ろうとし過ぎるのは患者さんが不幸ですね．

僕の想い

これだけ現代医学が進歩した時代に，漢方だけで頑張ることは馬鹿げています．現代医学の治療を十分に理解していながら，でも試しに漢方を使用してみるという立ち位置はまだ許されるものです．自分の西洋医学の専門領域以外では，必ず西洋医学的意見を求めましょう．患者さんは西洋医学でも漢方でもいいのです．治るのであれば，良くなるのであれば，症状が軽くなるのであれば，

漢方ファンが増えると楽しい．そして患者を連れてくる

しめしめ うまくいった！

CASE 36　70歳代　男性　下肢痛

「両足が痛い，ともかく痛い，歩くと痛い」と訴えて受診．
「整形外科の先生は何と言ってますか？」
「つれなく坐骨神経痛で，死ぬまで治らないと言われました」
「僕の専門領域の血管外科の疾患ではないです．脈はちゃんと触れますから．**漢方でも飲んでみますか？**」
「漢方は好きではないが飲みますよ．この痛さが困るので飲んでみますよ．治る可能性が，良くなる可能性があるなら飲みます」

処方 牛車腎気丸 107

（再診数回後）「足の痛いところが日によって変わる．前より良い．大分歩ける，筋肉が痛い，さすると治る．おしっこが多い．先生のお陰で，本当に良くなりました」
「友達にも漢方はいいと話してますよ．今度連れて来ますね」

解説

　漢方薬に好意を持っている患者さんはあまり多くはないと感じています．漢方というイメージが西洋薬からは遠く，町で売っているものとの認識もあります．保険診療で使えると知っている方も，実は多くはないですね．

　しかし，本当に困っていれば，この患者さんのように「なんでも試すよ．良くなる可能性があるなら」ということになります．

　「漢方薬なんていりません」と言う患者さんは，「所詮その程度の症状なんだな」とこちらも理解しておいて，**「もしも漢方でも試す気になったらいつでも来てください」**と言い添えればいいのです．そんなに漢方好きではない患者さんでも，その症状が治まると，今度はものすごい宣伝をしてくれます．近所の人や老人会やなにかで．イメージが180度変わるとむしろ好意的になるというのは日常生活でも経験することですね．

患者様では叱れない．愛情を込めて，「あんた，死ぬよ」

診療の知恵

CASE 37　50歳代　女性　肥満症

「このままだと死ぬよ！！！！！」
処方 防已黄耆湯 ⑳

次第に痩せ，3年間で，120 kg が 70 kg になった．
日常の食生活管理＋軽い運動のみで 50 kg の減量に成功．
後日，「**真剣に叱ってもらって**ありがとうございました」
「内科の先生からは痩せろと以前から言われていたのですが，真剣に叱られなかったので…」
僕は患者様とは言わない．

解説
　僕は医者の仕事の1つは真剣に患者さんを叱ることと思っています．身内や親戚，友人と思って叱るのです．**つまり顧客と思わないということです**．顧客離れを恐れていては絶対に叱れませんね．**顧客扱いする時は「患者様」です．「患者さん」は真剣に叱れる関係を保ちたい時に，そう言います．** そんな使い分けを実はしています．
　漢方だけで痩せることは無理．しっかりと日常管理をして漢方薬を飲むと結構痩せます．実証では大柴胡湯 ⑧ または防風通聖散 ㊷，虚証では防已黄耆湯 ⑳ が基本処方です．心の管理が実は肥満解消には大切ですね．長生きしたければ極端な肥満は要注意ですね．でも世の中にはちょい太りが長生きとかいろいろな意見があります．それは内臓脂肪と皮下脂肪をごちゃ混ぜにして議論しているからですね．

マメ知識
そもそも臍の高さの断面で，内臓脂肪 100 cm² 以上の人がその後いろいろな生活習慣病を起こしやすいということからメタボリックシンドロームの基準ができたのですね．つまり少々太っていても内臓脂肪が 100 cm² 未満ならオーケー．100 cm² 以上であればあまり太っていなくても要注意ということです．減量の詳細は，「明日から本当に使える漢方薬シリーズ番外編③じゃぁ，そろそろ減量しませんか？」を読んでください．

何か起これば中止ですよ

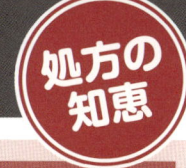

処方の知恵

CASE 38 「漢方は安全ですよね？」

「**何か起これば中止ですよ．**漢方薬は一番安全な部類に属しますが，薬剤です．何か起こることはまれにありますよ」

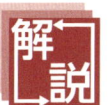

解説

　漢方薬はある意味食べ物の延長です．昔は劇薬のようなものも漢方薬の中に含まれていることもありました．ところがモダン漢方で扱うような**保険適応の漢方エキス剤には劇薬はありません．**保険適応漢方エキス剤を1包飲んで，数日飲み続けて死亡することはありません．妊娠をしらずに漢方薬を数ヵ月飲んで，流産した報告もありません．

　しかし，食物で，食物アレルギーや食中毒で死亡する確率があるように，漢方も100％安全ではないのですね．その理解が大切で，そう理解しておけば不幸なことはまず起こりません．

　漢方薬の副作用の多くは，医師も患者さんも「漢方薬は安全だ」と信じ切っていることで生じます．「漢方薬は一番安全な部類に属する薬だが，やっぱり薬剤だから，まれに何か起こることがあり得る」と心得ておくことが肝要です．

　芍薬甘草湯❽の長期投与は偽アルドステロン症を引き起こすことがあります．この結果の多くは医師も患者も芍薬甘草湯❽で何も起こらないと思っていることが落とし穴です．

　ですから，患者さんには「何か起これば中止ですよ」と念を押せばいいのです．そして，何が起こるのですかと質問されれば，処方する漢方薬で生じる可能性がある副作用の説明をしましょう．

第106回（2012年）医師国家試験　D問題9

　漢方に関する問題が国家試験に出題されています．
甘草を含む漢方薬服用中に高血圧症をきたした患者で，低下していると考えられる血清電解質はどれか．
a Na，b K，c Ca，d P，e Mg

解答 b

---

3. 副作用

「先生，死ぬことはないのかい」漢方でも死亡例はある

こんな質問をされて…

CASE 39 60歳代 男性 「先生，漢方薬で死ぬことはないのかい？」

「漢方薬も薬だから，**まれに死ぬこともありますよ**．でも1包飲んで，1週間飲んで，死ぬことはないですよ．何かあれば止めてもらえば大丈夫です」
「どれぐらいの頻度で死ぬのですか」
「小柴胡湯❾という薬で不幸な例が生じました．2万人に1人が死亡すると言われています．この頻度は交通事故で突然死亡するのと同じです．ですから，僕も僕の家族も小柴胡湯❾は必要であれば飲んでいます」
「交通事故に遭うからといって，外出を控えることはしないですよね．それと同じで，ほんの少しのリスクは承知で，織り込み済みでわれわれは日常生活を送っています」
「先生，よくわかったよ．何かあれば止めればいいんだね」

解説 漢方薬でも死亡例はあります．西洋剤でも死亡例があります．特別漢方薬だから危ないということではありません．小柴胡湯❾の間質性肺炎が有名です．肝炎という病名に対して，闇雲に小柴胡湯❾を処方した時期があったのですね．1990年代です．その時に死亡率がだいたい2万人に1人だったのですね．交通事故死の確率，1億2,000万人で年間約5,000人とだいたい似ています．そんな頻度と理解しています．ですから，僕も娘も家内も必要であれば小柴胡湯❾を内服します．また交通事故とは違って，一瞬で死亡することはありません．一包飲んで死亡ということはないのですね．空咳に注意すればもっと安全性は高まります．**「何か起これば止める」**ことが大切で，漢方薬でも副作用は当然に起こりうると患者も医師も思っておくことが安全のための第一歩です．

黄連解毒湯⑮で冷え症悪化「あの4年間を返してほしい」

こんなこともあるんだ!

CASE 40　40歳代　女性　高血圧　冷え症　イライラ

近医にて，降圧剤，精神安定剤，黄連解毒湯⑮を処方される．飲んでも軽快しないので何度も相談するも，薬は基本的に同一．
（調子悪ければ，何かあれば変更をすればいいのに……）
僕の外来で黄連解毒湯⑮は中止．
処方　柴胡桂枝乾姜湯⑪
どんどんと良くなる．後日降圧剤，精神安定剤もすべて不要となる．「あの4年間を返してほしい」と…

解説

虚証の人に，冷え症の人に，黄連解毒湯⑮を投与して体が冷えて不快な症状を誘導した典型例です．患者さんは困っていることを訴えましたが，それを漢方が原因だとは一切考えずに，西洋剤の追加で対処しました．向精神薬も処方され，降圧剤も処方されました．結局は黄連解毒湯⑮を止めたことで不快な訴えは解消しました．より良くなってもらうために温める漢方薬である柴胡桂枝乾姜湯⑪で対処しました．ものすごく良くなりました．**患者さんが不快だと訴える時は漢方の可能性を常に考慮しましょう．漢方は良い方向にも悪い方向にも働くのです．**「何か起これば中止です」この基本的立ち位置を患者さんも医師も持っておけば，漢方薬を安心して使用できます．

黄連解毒湯⑮と並んで冷やす漢方薬は白虎加人参湯㉞です．生薬レベルでは黄連と石膏が冷やす代表的生薬です．**冷やす薬で良くなる状態を熱証，温める薬で良くなる状態を寒証と理解すると，処方選択と結びついて寒熱の理解が容易と思っています．**温める生薬の代表は附子と乾姜です．陽証と熱証，陰証と寒証はほぼ同じとモダン漢方では説明しています．この症例では陰証の人に，陽証向きの黄連解毒湯⑮を処方したことが間違いであったと説明もできます．ともかく，何かあれば漢方を止めるという姿勢がリラックスして漢方を使用するための大切な立ち位置です．

葛根湯❶の長期投与で「なんだか，最近血圧が高くて」

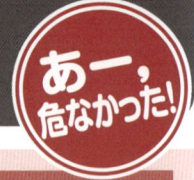

あー，危なかった！

CASE 41　76歳　女性　鼻づまり

蓄膿症のようで鼻がつまると訴えて受診．

処方 葛根湯加川芎辛夷❷

（再診時）ものすごく呼吸が楽になったと喜ばれる．
こちらも調子に乗って処方を継続．
（3ヵ月後に）血圧が180と相談される．
処方を中止して血圧は正常に，鼻づまりも軽快のまま．

解説
　葛根湯加川芎辛夷❷には麻黄が含まれています．麻黄にはエフェドリンが含まれています．エフェドリンを長期投与すれば血圧が上昇する可能性があることは医師としては当然の知識ですね．でもそれをふと忘れてしまうことがあります．「麻」という字が入っていればちょっとした注意で麻黄剤だと認識できます．麻黄湯㉗，麻黄附子細辛湯⑫⑦，麻杏甘石湯㉟，麻杏薏甘湯㊆ですね．麻黄を含んでいながら「麻」の字が含まれていないものは覚えておいた方がいいですね．ツムラ漢方エキス剤では，越婢加朮湯㉘，葛根湯❶，葛根湯加川芎辛夷❷，五虎湯㊥，五積散㊅，小青竜湯⑲，神秘湯㊇，防風通聖散㊆，薏苡仁湯㊂です．
　この患者さんでは，葛根湯加川芎辛夷❷に麻黄が含まれていることは当然僕は知っていたのです．ところが，患者さんが鼻づまりがものすごく調子がいいと言うので，調子に乗ってしまったのですね．そして，主治医の先生が，いつも血圧を測定していると思い込んでいたのですね．**麻黄含有漢方薬を投与している時は，自分で血圧を測定した方がいいと今更ながらに思っています．** 自動血圧計で良いのですから．

マメ知識
芎帰膠艾湯㊆は「傷寒論」の薬です．「傷寒論」は約1800年前のものです．四物湯㊆に阿膠・艾葉・甘草です．四物湯㊆は900年前に登場しますね．「傷寒論」は四物湯㊆を知っていて敢えて載せなかったのでしょうか．

真武湯㉚＋人参湯㉜で血圧上昇？ 疑えば止めよう

あー，危なかった！

CASE 42 87歳　女性

35 kgぐらいのおばあちゃん．87歳にしては元気．しかし，ご主人が施設に入ってからは，一人暮らし．息子さん夫婦は近くには住んでいる．
「死ぬまで元気でいないと息子に迷惑をかけるから漢方薬をください」と頼まれました．

処方①　真武湯㉚＋人参湯㉜

（再診時）「あれを飲むと調子がいい」
（その後 6ヵ月ほど投与）「最近血圧が高くなったと主治医の先生に言われました」

処方②　真武湯㉚　のみに変更

その後，血圧はもとに戻る．

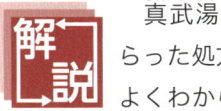

解説

真武湯㉚＋人参湯㉜は往診がお得意な先生に教えてもらった処方．これを出していると死ぬまで元気．むしろ死期がよくわからなくなるぐらい元気で，パタッと大往生することが多いそうです．そこで，僕は往診はしていませんので，外来で死ぬまで元気でいたいと訴える患者さんにしばしば投与しています．真武湯㉚は陰証の葛根湯❶と言われるぐらい幅広く有効で，お年寄りも当然カバーします．人参湯㉜は甘草乾姜湯を含んで冷えと水毒に有効です．甘草・乾姜の他，蒼朮と人参を含みます．この甘草がまれに足のむくみ，血圧の上昇，カリウムの低下を招きます．通常は足のむくみだけに注意を払えばいいのですが，血圧が上昇した場合などは，人参湯㉜を中止しましょう．真武湯㉚だけでも結構効果がありますから．

マメ知識

エキス剤にはありませんが生脈散は麦門冬，五味子，人参の3種の生薬構成です．字のごとく元気を付ける，生き返らせる薬ですね．

芍薬甘草湯 68 を毎食前に何年も でもやっぱり心配

こんなこともあるんだ！

CASE 43　60歳代　男性

「他の先生から漢方薬もらってますか？」
「はい．これをずっと飲んでますが」
芍薬甘草湯 68 が，1年以上それも毎食前に処方されている．
「どれぐらい飲んでいるのですか？」
「1年以上は飲んでます」
「足がむくんだりしませんか」
「そんなことはないですよ．こむら返りに処方してもらっています」

解説

　こんな時は結構困ります．そして驚きました．
　毎食前に，つまり1日3回，甘草の量で6gを1年以上にわたって内服しても全く副作用が出ない人もいるんだなということを知りました．自分では行わない処方です．芍薬甘草湯 68 を1日3回以上処方するのであれば7日まで，1日1回であれば1ヵ月以上の処方を可としています．芍薬甘草湯 68 は芍薬と甘草の2種類で構成されています．構成生薬の少ない薬は効果発現は早いですが，漫然と処方していると耐性になることが多いのですね．甘草による偽アルドステロン症は体質に左右され，生じない人はまったく大丈夫ということを知っていましたが，実例をみて確かにそうだと思いました．
　芍薬甘草湯 68 は横紋筋や平滑筋を問わず痛みに対する特効薬です．こむら返り，腰痛，腹痛，下痢，夜泣き，生理痛，尿管結石，しゃっくりなどなんでも効く可能性があります．基本は頓服です．痛い時に使用するというスタンスが大切です．漫然と長期間の投与は副作用の不安と，耐性が生じるので行いません．

マメ知識

芍薬甘草湯 68 で即座に楽にならない時は，併用です．腹痛には柴胡桂枝湯 10 を，腰痛には疎経活血湯 53 を，生理痛には桂枝茯苓丸 25 を，尿管結石には猪苓湯 40 を併用して数日様子をみます．

麻黄で尿の出が悪くなる．実証の人でも尿閉は起こる

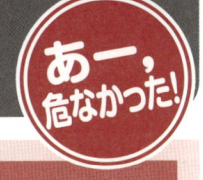

あー，危なかった！

CASE 44　71 歳　男性　喘息

喘息が治らないと来院．西洋医学的治療は受けている．
週末はロードバイクで河川敷のサイクリングコースを何十 km もサイクリングするような元気な人．

処方① **麻杏甘石湯 (55) ＋小柴胡湯 ⑨**

(再診時)「先生，どうもション便が遠くに飛ばなくなった」
(前立腺肥大があるのだろう．尿閉にならなくて良かった，ホッ．)

処方② **柴朴湯 (96)**

喘息発作の頻度がやや低下．

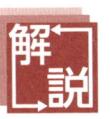

解説

高齢だがロードバイクに乗るような元気な人．実証と思って麻杏甘石湯 (55) から処方したのが，危ない選択肢でした．前立腺肥大についてしっかり尋ねるべきでした．あやうく尿閉になるところ．**麻黄に含まれるエフェドリンで尿閉が生じることは薬理学では当たり前．**そんなことをふと忘れてしまうことがあります．

麻黄剤が使えないので，小柴胡湯 ⑨ と半夏厚朴湯 ⑯ の合方である柴朴湯 (96) を投与して，発作の頻度が低下し，喜ばれました．

麻黄が使えない状態では，つまり虚証の人や，前立腺肥大の人では，ちょっと処方が窮屈になりますね．でもそんな状態でも適切な漢方薬を探す努力が楽しいのですね．

【漢方の読み方　構成生薬をすべて羅列している】

構成生薬のすべてを，フルネームまたは一部を使用して，表記しています．苓桂朮甘湯 ㊴ は茯苓・桂皮・蒼朮・甘草，麻杏甘石湯 (55) は麻黄・杏仁・甘草・石膏，麻杏薏甘湯 (78) は麻黄・杏仁・薏苡仁・甘草です．苓姜朮甘湯 (118) は，茯苓・乾姜・白朮・甘草です．苓甘姜味辛夏仁湯 (119) は茯苓・甘草・乾姜・五味子・細辛・半夏・杏仁の 7 つです．甘麦大棗湯 (72) は甘草・小麦・大棗です．麻黄附子細辛湯 (127) は，麻黄・附子・細辛です．芍薬甘草湯 (68) は芍薬・甘草，大黄甘草湯 (84) は大黄・甘草です．

「冷え治り，妊娠しました」それで漢方薬の続行は？

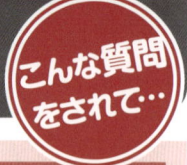

こんな質問をされて…

CASE 45　30歳代　女性　冷え性

冷え症にて以前より当帰四逆加呉茱萸生姜湯❸❽を内服中．
「先生，妊娠しました．実は子供ができなくて心配していたのです．冷え症が治ったから妊娠したのでしょうか？」
「詳細はわかりませんが，妊娠おめでとうございます」
「漢方薬を飲み続けていていいですか」
「保険適応漢方エキス剤で流産した報告はありませんが，せっかく妊娠したのですから要注意ですよね．漢方を飲むのであれば当帰芍薬散❷❸という流産防止の効果もある漢方がいいのではないでしょうか．一方で，まったく漢方薬を含めてお薬は止めるという選択肢もありますよ」
「では，当帰芍薬散❷❸を飲みたいです」

解説

　長い長い漢方の歴史で，母胎に安全な堕胎薬はないそうです．生薬レベルでは流産の危険が記載されているものがあります．しかし，それらをたくさん飲んで流産できるのであれば，闇サイトで手に入りそうですが，そんな噂を聞いたこともありません．一方で，保険適応漢方エキス剤で流産・早産したという報告はありません．では100％安全でしょうか．それはわかりません．西洋薬剤でも本当の安全性は世代を超えないとわからないと言われています．僕はすべて口から入るものは危険な可能性があると思っています．必要性が上回れば摂取していいのではという考えです．ですから，当帰芍薬散❷❸の流産防止効果を信じて飲むという方法もありですし，子供への影響がわずかでも心配であれば何も飲まないという選択肢も正しいですね．患者さんと医師の考え方次第です．

僕の想い
　何が正しいかはわからないのですね．今正しいことをする，自分が自分の家族がしてもらいたいことをする，それしかできないのが医療と思っています．

自分の咳が妙に心配
まさか間質性肺炎かな？

あー，どうしよう！

CASE 46　50 歳前後　男性　(自験例)

8 年間，大柴胡湯(だいさいことう) 8 と桂枝茯苓丸(けいしぶくりょうがん) 25 を飲んでいます．体重が減り，後頭部の薄毛が治り，花粉症が楽になり，そしていぼ痔がなくなりました．肩こりが楽になり，熟眠感が増しました．体全体が良くなる快感があったので，飲み続けているのです．

さて，空咳が出るようになりました．結構，長引きます．風邪っぽくもないし．喉がイガイガしていることは間違いないですね．そのためでしょうか．

密かな心配は，柴胡剤(さいこざい)による間質性肺炎です． 患者さんには，「何か起これば止めてください．それだけ注意していればいいですよ」とお話ししています．この空咳はその何かなのでしょうか．**自分のことだからこそ心配ですね．**

この程度の咳で，間質性肺炎を疑うのもちょっとね？　とも思います．**でも心配の虫が……**

そしてその咳は 7 日続きました．悪化も軽快もしません．さすがに心配になって，大柴胡湯(だいさいことう) 8 ＋桂枝茯苓丸(けいしぶくりょうがん) 25 から桃核承気湯(とうかくじょうきとう) 61 にしました．大黄(だいおう)が入っている駆瘀血剤(くおけつざい)として桃核承気湯(とうかくじょうきとう) 61 を選んだのです．そして柴胡(さいこ)も黄芩(おうごん)も含まれていません．桃核承気湯(とうかくじょうきとう) 61 に変更後も，やはり空咳は続きました．しばらくして空咳は治まりました．

その後，また大柴胡湯(だいさいことう) 8 の内服を再開しました．やっぱり，内服後より空咳が出るような……

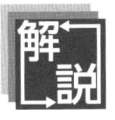

解説

自分でもこんなに心配しますね．患者さんに相談されれば，まず漢方はすぐに中止，それが安全ですね．西洋剤とは異なり，通常漢方は止めても命に関わるようなことはないですね．**心配ならば止めてみましょう．**

瞑眩は皮膚疾患だけにしよう

診療の知恵

CASE 47　70歳代　女性

近医で治らない慢性の湿疹ということで，息子さんに連れられて来院．
湿疹は下肢に散在性にあり，数件の皮膚科に罹ったが治らないと．

処方　十味敗毒湯 ❻

「今日から漢方薬を処方します．何か変なことが起これば，漢方薬を中止するか，ご連絡ください」
（数日後，息子さんより電話で相談あり）
「湿疹が一気に悪化したようです」
「お母様のご機嫌はどうですか」
「特別に悪くはありません」
「湿疹が悪化しただけであれば，もう少し内服を続けてほしい．**一時，毒が出るように悪化して，その後快方に向かうことがあります．**来週の外来に一緒に来られますか」
（再診時）
「湿疹の悪化は落ち着いて，その後だんだんと良くなっています」
半年間，同じ処方を継続して，湿疹はほとんどなくなりました．

解説　　**正しい処方でも，軽快する過程で体に不快な作用が生じることを瞑眩と言います．**昔の本では，「少々不快なことが生じても，瞑眩と考えて，漢方薬を続行した」といった記載は多々見られます．吉益東洞などは「薬，瞑眩せずんば，その病癒えず」とも言っています．一方で，モダン漢方の立ち位置は，「何か起これば止めてください」です．そんな僕の処方方法でも，唯一皮膚疾患の時のみ，その皮膚疾患の悪化だけであれば，お話をして漢方薬を継続することがあります．

風邪に葛根湯❶　微似汗を得られるまでガンガン内服

処方の知恵

CASE 48　50歳前後の男性　（自験例）　風邪

昼過ぎから体が急にゾクゾクし，熱っぽくなる．汗はない．

処方　葛根湯❶

たっぷりしたお湯に溶かして内服する．
汗が出ないので，2時間後に再度お湯に溶かして内服する．
その後，じわーーっと汗が出て，すっきりする．

解説

急性発熱性疾患を記載したものが日本漢方のバイブルとも言われる「傷寒論」です．「傷寒論」には体格によってたくさんの漢方薬が記載されています．フローチャート漢方薬治療では，まず，風邪には麻黄湯㉗，葛根湯❶，麻黄附子細辛湯⑰，香蘇散⑰のどれかを選んでいます．実は麻黄附子細辛湯⑰は「傷寒論」では少陰病に記載されいる薬で，香蘇散⑰は「傷寒論」の時代にはありません．日常臨床では，日常の対策としては，上記4つのどれが飲めるかを知っておくことが，大切です．**風邪の目標は，不快な作用が出ず，かつじわーっと汗をかくことです．**汗が出ないのも出過ぎもダメですね．眠くなどなりません．**漢方で風邪に介入する時は「ぼやのうちに消火」するイメージです．**風邪でなくてもいいのです．なんとなく風邪かなと思えば，迷わず自分に合う漢方薬を飲みましょう．

マメ知識　葛根（かっこん）

葛根はクズの根です．繁殖力が強く土手などに自生しています．また，土手の土砂崩れを防ぐために人為的に植えたとも聞いています．くず湯，くず餅で有名ですね．葛根が処方名と関係する漢方エキス剤は葛根湯❶，葛根湯加川芎辛夷❷，升麻葛根湯⑩などがあります．葛根は参蘇飲⑥にも含まれていますが，葛根を含む漢方薬はツムラエキス剤ではこの4つです．首のこりを目標に使用されます．

風邪に葛根湯❶でもすっきりせず桂麻各半湯に

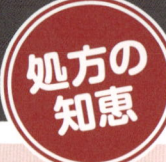

処方の知恵

CASE 49　50歳前後　男性　(自験例)　風邪

風邪を引いて，すぐに葛根湯❶を飲んで，数時間おきに飲んで，汗ばんだが（微似汗を得たが），すっきりしない．**(失敗だ…)** いつもは微似汗が達成されると，熱が下がってスカッとするのに，そのスカッと感がない．自分では麻黄がほしい感じ．熱はまだある．そこで麻黄湯㉗と桂枝湯㊺を1/2ずつ混ぜて，また数時間おきに飲んで楽になる．解熱もした．**(やれやれ悪化しなかった．)**

解説　自分で風邪は引きたくはないが，もしも風邪を引くと自分自身で漢方を試せるまたとない機会です．ある意味，わくわくするのですね．通常は葛根湯❶を2〜3時間毎にたっぷりしたお湯に溶かして飲みます．そして微似汗となると，「これで今回も無事に風邪を乗り越えた」と思えます．ところが，この時は，いつものすっきり感がありません．解熱して，なんとなくすっきり感がない時は通常，柴胡桂枝湯❿を続けて飲むのですが，この時はまだまだ解熱せず本当にすっきり感がないのですね．このまま悪化するのではないかとの危惧も頭をかすめます．もっと葛根湯❶を飲みたいと思ってしまうのですね．そんな時は桂麻各半湯を内服します．麻黄湯㉗と桂枝湯㊺を2/3ずつ混ぜるというのが正式なようですが，煩わしいので，僕は麻黄湯㉗と桂枝湯㊺を1/2ずつ混ぜて，数時間毎に飲んでいます．そんなことで何とか悪化しませんでした．微似汗を得たということは，やや虚証になったと判断します．そこでやや虚証用にするために麻黄湯㉗に桂枝湯㊺を加えると考えています．

マメ知識　悪化した場合は，少陽病期に入ったと考えて柴胡剤を飲みます．僕は日頃大柴胡湯❽と桂枝茯苓丸㉕を飲んでいるのですが，風邪が長期化した時は小柴胡湯❾と麻杏甘石湯㊾を飲むことが多いです．

お年寄りの風邪に麻黄附子細辛湯⑫⑦ 汗が出過ぎて大失敗

こんなこともあるんだ！

CASE 50　80歳代　女性　（僕の母）　風邪

夕方から風邪っぽいと訴える．通常は香蘇散⑩がよく効く漢方薬と知っている．ところが手元に香蘇散⑩がない．

処方 麻黄附子細辛湯⑫⑦　1包

早々と就寝．夜中に多量の発汗があり，3回も下着を取り替えた．翌朝，「くたびれて風邪と闘う元気もない」とのこと．
その後，香蘇散⑩を内服させ，3日で軽快．

解説

フローチャートでは，元気なお年寄りの風邪用漢方薬は麻黄附子細辛湯⑫⑦，弱々しいお年寄りの風邪には香蘇散⑩となっています．ところが，当日，お気に入りの香蘇散⑩が手元にありませんでした．そこで，もっとも優しい麻黄剤と言われる麻黄附子細辛湯⑫⑦をたった1包内服させましたが，この結果です．強過ぎたのですね．**どちらか迷えば虚証用の漢方薬を処方するというのは鉄則の1つです．**手元にあるもので頑張るのも鉄則の1つです．同じようなことが起これば，香蘇散⑩に代わる桂枝湯㊺を内服させるでしょう．桂枝湯㊺がなければ，半量の麻黄附子細辛湯⑫⑦を試してみたいですね．この女性は僕の母です．半量でも汗が出過ぎるのであれば，麻黄附子細辛湯⑫⑦の量の問題ではないことがわかります．その時は，麻黄を含まないもので攻めるしかないですね．

マメ知識

桂枝湯㊺は桂皮・芍薬・甘草・大棗・生姜の5種の生薬からなります．桂枝湯㊺は衆方の祖と呼ばれ，大切な基本処方です．桂枝湯㊺を含有する漢方薬は，葛根湯①，葛根湯加川芎辛夷②，桂枝加芍薬湯⑥⓪，桂枝加芍薬大黄湯⑬④，桂枝加朮附湯⑱，桂枝加竜骨牡蛎湯㉖，柴胡桂枝湯⑩，小建中湯⑨⑨，黄耆建中湯⑨⑧，当帰建中湯⑫③，当帰四逆加呉茱萸生姜湯㊳，五積散⑥③があります．

子供の発熱に麻黄湯㉗ 我が子はモルモット

しめしめうまくいった！

CASE (51) 3歳　女児　（僕の娘）　風邪

幼稚園から帰宅してから，元気がない．抱くとすごく熱い．38.5℃の発熱．汗はまったくない．機嫌は悪くはない．

処方 **麻黄湯㉗　約 1/3 包**

まったく汗なし．

その後 2～3 時間毎に内服させるも発熱なし．

23 時に麻黄湯㉗を 1 包飲ませる．

夜中に多量のおねしょをして，翌朝は解熱．

元気に幼稚園に行く．

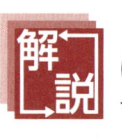

解説

急性発熱性疾患は漢方用語では太陽病です．太陽病は表証とほぼ同じで，治療法は麻黄剤や桂皮を含む漢方薬による発汗です．通常は汗が出て解熱しますが，この時は，多量の小便（おねしょ）で解熱しました．同じく泥状便で解熱することもあります．

子供の分量は，小学生 1/2，幼稚園 1/3，それより小さい時は 1/4 としていますが，いい加減です．2～3 時間毎に内服させますが，就寝前などは 1 包飲ませています．これは娘の例で，頻回に発熱しますが，幼稚園や小学校を休むことは滅多にありません．漢方のお陰です．娘も 8 歳になり，小学校 2 年生は皆勤賞でした．5 回ほど 38℃の発熱を経験しましたが，すべて麻黄湯㉗の内服で翌日には軽快し，元気に学校に行きました．

マメ知識

麻黄（まおう）

麻黄は中国北部などの砂漠地帯に自生する植物で，地上茎を生薬として使用します．ほとんどすべてが中国からの輸入品で，最近は甘草とともに中国の輸出規制問題が持ち上がっています．麻黄には交感神経の刺激作用のあるエフェドリンが含まれています．麻黄剤は痛み止めであり，発汗剤です．麻黄が処方名と関係する漢方エキス剤は麻黄湯㉗，麻黄附子細辛湯(127)，麻杏甘石湯(55)，麻杏薏甘湯(78)などがあります．

インフルエンザには麻黄湯㉗

しめしめうまくいった！

CASE 52　5歳　女児　（僕の娘）　インフルエンザ

幼稚園から帰宅後に，なんとなくぐったりしている．39℃の発熱．しかし重篤感はない．

処方 麻黄湯㉗　1/3包

2～3時間毎の内服で，3回目にじわーっと発汗，その後解熱．
翌日は幼稚園が休み．
次の日は，元気に幼稚園に行く．
その日から，母親が発熱．
インフルエンザと診断される．

解説　この症例も僕の娘です．急性発熱性疾患が発汗で軽快する典型的経過です．この発熱性疾患はインフルエンザでした．つまり母親（僕の家内）が続いて発熱し，簡易検査でインフルエンザと診断されたからです．昔は，風邪も，インフルエンザも差別化できません．すべて急性発熱性疾患として治療したのです．体格によって漢方薬を選ぶことによって急性発熱性疾患に対応しました．

　自分や身内の場合は2～3時間毎に内服しますが，患者さんには4時間毎にお湯に溶かして内服と指示しています．古典に2日分を1日でとの記載があることに従っています．麻黄を含む漢方薬を飲み過ぎるとドキドキ，ムカムカします．身内であれば，ドキドキ，ムカムカすれば薬を変更するか，内服間隔を延ばせばいいですが，患者さんでは臨機応変な対応ができません．そこで4時間毎としています．

　漢方薬で対処する時に大切なことは，なるべく早く内服することです．つまり，あらかじめ自分に必要な漢方薬は用意しておく必要があります．

マメ知識　ツムラのエキス剤は5年間有効です（大建中湯⓵⓵⓵は3年間）．よって，漢方に興味を持った時には，是非，身近に自分が内服するかもしれない漢方薬を用意しておきましょう．

インフルエンザでは虚弱な人でも麻黄湯㉗が飲める

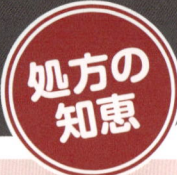

処方の知恵

CASE 53 40歳前後　女性　(僕の家内)　インフルエンザ

急激な発熱と関節痛で発症．
処方①　麻黄附子細辛湯⑬
日頃，風邪によく効く麻黄附子細辛湯⑬を飲むが全く効き目なし．症状はどんどんと悪くなる．インフルエンザの典型的な臨床症状．
処方②　タミフル®
既に汗があるも，「インフルエンザには麻黄湯㉗でしょ」と思い使用する．
処方③　麻黄湯㉗
2日間，日に数回の麻黄湯㉗の内服を続けるも不快な作用なし．
2日目の夜に，動悸を感じ，
処方④　柴胡桂枝湯⑩　変更
数日後に軽快した．

解説

　虚証，実証は漢方で最も頻回に登場する漢方用語ですが，その定義はいろいろです．モダン漢方の立ち位置からは，処方選択の手段として，簡潔に理解します．つまり虚実とは消化機能のことで，筋肉量に比例すると理解します．がっちりタイプの人は消化機能が丈夫で麻黄など胃に障る可能性がある生薬を含む漢方薬も問題なく飲めるということです．一方，虚証の人は胃に障る漢方薬が飲みにくいと考えます．この女性は通常麻黄湯㉗などを飲むとドキドキ，ムカムカして飲めないのです．そこで愛用の発熱用漢方薬は麻黄附子細辛湯⑬です．ところが，インフルエンザなどの時は，麻黄湯㉗が飲めるのですね．実際に2日間は問題なく内服可能でした．**外見や日頃の体質は虚証や実証を暗示しますが，実際には飲んでみないとわからないということです．**一般的にインフルエンザでは症状が激烈ですので，そんな時は通常虚証の人も麻黄湯㉗が一両日は飲めて，そして症状の緩解に有効なのです．もしもドキドキすれば，変更すればいいだけです．

解熱剤は微似汗を得たあとに，麻黄附子細辛湯⑬

処方の知恵

CASE 54　40歳前後　女性　（僕の家内）　風邪

突然，なんとなく風邪っぽい．
汗はない．喉がチクチクする．

処方① 麻黄附子細辛湯⑬　たっぷりのお湯に溶かして内服

数時間後にもう1包．
頭痛も現れるも，鎮痛解熱剤（ロキソニン®）の内服は控える．
その後，じわーっと汗が出る（微似汗）．

処方② ロキソニン®

頭痛もすっきりし，風邪症状も治まり，元気に復活．

解説

急性発熱性疾患で，麻黄剤を投与する目標は微似汗を得るまでです．西洋医学的な鎮痛解熱剤を内服すると汗が出てしまいます．いつまで麻黄剤を与え続けるのか不明となります．ですから，微似汗が得られるまでは，なるべく鎮痛解熱剤の投与を控えたいのですね．モダン漢方の立ち位置は西洋医学的な薬剤との併用ですが，この時ばかりは，ちょっとお時間を頂きたいのです．もちろん，凄まじい発熱で，解熱することが何より大切であればためらわずに鎮痛解熱剤の投与です．インフルエンザであれば，抗ウイルス剤の投与も当然にオーケーです．なお，麻黄附子細辛湯⑬に桂枝湯㊺を合わせると，桂姜草棗黄辛附湯とほぼ同じ処方になります．麻黄附子細辛湯⑬で治らず，長引いた時に使用する処方です．また**桂枝湯㊺を合わせると虚証用になります**ので，最初から虚証に近いと思われれば，麻黄附子細辛湯⑬＋桂枝湯㊺から開始する方法もありますね．

マメ知識

桂枝湯㊺を加えるということはマイルドにするということで，小柴胡湯❾に桂枝湯㊺が加わった柴胡桂枝湯❿は小柴胡湯❾より虚証向けとなります．麻黄湯㉗に桂枝湯㊺を加えた桂麻各半湯も麻黄湯㉗よりは虚証向けとなります．

4. 呼吸器

喉チクの風邪には麻黄附子細辛湯（まおうぶしさいしんとう）(127)

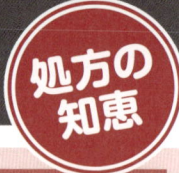

処方の知恵

CASE 55　50 歳前後　男性（自験例）　風邪

日頃の風邪には葛根湯（かっこんとう）①が良いことを知っている．なんとなく喉がいがらっぽい．熱はない．喉の奥がチクチクする感じ．

処方　**麻黄附子細辛湯（まおうぶしさいしんとう）(127)**

2 回の内服で症状が消失．

解説

なんとなく風邪っぽいということを我々は経験します．漢方をしらないと，うがいをするぐらいしか対処法はありません．医者からもらう西洋薬剤も，薬局で購入する西洋剤も飲むと，どうも眠くなります．できれば飲みたくないというのが，仕事や家事を行う必要がある人の本音です．そんな時に漢方はいいですね．**喉チクの風邪には麻黄附子細辛湯（まおうぶしさいしんとう）(127)です．**僕は風邪には葛根湯（かっこんとう）①がよく効くのですが，喉チクの風邪には麻黄附子細辛湯（まおうぶしさいしんとう）(127)なのです．同じく，花粉症シーズンでもないのに鼻水が出る，**どうも鼻風邪みたいだと思う時は小青竜湯（しょうせいりゅうとう）⑲ですし，お腹にくる風邪かなと思う時は五苓散（ごれいさん）⑰が有効なことが多いですね．**ともかく，ぼやのうちに対処する，対処できるのが漢方の魅力の 1 つです．

マメ知識

附子（ぶし）

附子はトリカブトの根です．トリカブトは，その猛毒ゆえに，よく昔話に登場します．四谷怪談のお岩さんの毒，狂言「ぶす」に出てくる毒などがその例です．附子をそのまま生薬として用いることはなく，修治と呼ばれる減毒処理が行われます．ですから，医師より処方される附子を多量に服用しても死亡することはありません．ただ，多量投与は心臓がドキドキしたり，しびれたり，下痢をしたり，火照ったりする副作用が生じることがあります．一般的に附子は子供では中毒が起こりやすく，お年寄りは起こりにくいと考えられています．強心，鎮痛作用などがありますが，体を温める作用も強く，また少量の附子を加えると漢方薬全体の効力が増強することがあります．附子が処方名と関係する漢方エキス剤は麻黄附子細辛湯(127)，桂枝加朮附湯⑱，真武湯㉚などがあります．真武は附子の別名です．附子含有エキス剤は他に，大防風湯(97)，八味地黄丸⑦，牛車腎気丸(107)です．

長引いたらこじれたら，小柴胡湯⑨の併用

処方の知恵

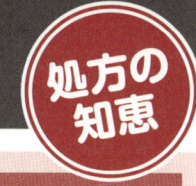

CASE 56　30 歳代　女性　長引いた風邪

風邪を 10 日前に引き，長引いて，咳だけが残った．
なんとか西洋医学的内服薬で様子を見ていたが，軽快しない．
処方 **小柴胡湯⑨＋麻杏甘石湯(55)**
数日で咳が止まり，仕事に支障がなくなる．

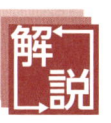

解説

長引いた状態を漢方では少陽病期といいます． こじれた状態とも言えます．少陽病期の代表的処方は柴胡剤で，その中の王様は小柴胡湯⑨です．つまり長引けば小柴胡湯⑨を併用するのですね．咳が長引けば，麻杏甘石湯(55)＋小柴胡湯⑨とします．麻杏甘石湯(55)は咳の特効薬ですが，長引いている時，特に風邪のこじれた状態で咳が残った時などはこの 2 つの併用は威力を発揮します．

小柴胡湯⑨＋五苓散⑰は柴苓湯(114)，小柴胡湯⑨＋小陥胸湯は柴陥湯(73)，小柴胡湯⑨＋半夏厚朴湯⑯は柴朴湯(96)，小柴胡湯⑨＋桂枝湯㊺は柴胡桂枝湯⑩と保険適応エキス剤が用意されています．

他にも小柴胡湯⑨と相性が良い組み合わせは，小柴胡湯⑨＋当帰芍薬散㉓，小柴胡湯⑨＋桂枝茯苓丸㉕，小柴胡湯⑨＋麦門冬湯㉙，小柴胡湯⑨＋黄連解毒湯⑮（柴胡解毒湯），小柴胡湯⑨＋茵蔯蒿湯(135)，小柴胡湯⑨＋香蘇散(70)（柴蘇飲），小柴胡湯⑨＋四物湯(71)（柴胡四物湯）などがあります．

マメ知識

小柴胡湯⑨は「三禁湯」とも呼ばれます．太陽病期，つまり表証では基本的に麻黄剤や桂皮を含む漢方で発汗させて対処します．陽明病期では，消化管（裏証）に病邪が入ったと理解して，吐かせたり下したりしました．少陽病期は半病半裏とも言われ，発汗でもダメ，吐かすも下すもダメ，つまり「三禁湯」が小柴胡湯⑨の別名なのですね．

麦門冬湯㉙と麻杏甘石湯(55)の違い

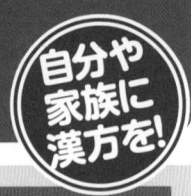

自分や家族に漢方を!

CASE 57　50 歳前後　男性（自験例）

年末よりなんとなく咳と痰が出る．熱はない．元気．プールで泳いでいても，時々痰が出る．

喉が猛烈に痛くなり，桔梗湯(138)を溶かし，そして冷やして頻回にうがいし飲み込む．その後一進一退．でも熱はなく元気．どうしても運動がしたくて，なんとなく良くなっては，100 km のサイクリングや，20 km のランニングを行う．

お正月を挟んで，咳と痰が悪化．麦門冬湯㉙と麻杏甘石湯(55)を**いろいろと試してみる絶好の機会になる．**

麻杏甘石湯(55)を飲むと，痛みが楽になり，咳の頻度が減少する．麦門冬湯㉙を飲むと，痰の量が異様に増える．でも肺やのどや副鼻腔がすっきりしたような感じがする．麦門冬湯㉙ではティッシュペーパーの量が断然増える．麦門冬湯㉙の有効な時間は短い．麻黄も入っていないので 1 日 6 回以上内服しても特別副作用らしいものもなかった．麻杏甘石湯(55)は 6 回も内服するとなんとなく心臓を感じた．いわゆる動悸を感じていたのだと思う．自分の麻杏甘石湯(55)の量は 4 回ぐらいが適量と判断できた．麦門冬湯㉙は特別な上限なし．

次に麦門冬湯㉙と麻杏甘石湯(55)を両方飲むと，適度に痰が出て，そして咳の頻度が減って，とても楽になった．

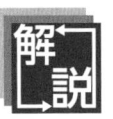

解説

麦門冬湯㉙は潤いをつけて，麻杏甘石湯(55)は咳の頻度を少なくすると患者さんに説明していましたが，**実際に体感して，その意味に納得しました．**

結局は，風邪をこじらせたのと同じ経過でした．良くなっては寒い中，数時間の運動に出かけた自分が馬鹿でした．でも，とっても気持ちよく運動できました．なんとなく後悔しているような，でもスポーツが好きにできてすっきりしていい正月だったような**貴重な経験をしました．**

咽頭痛に桔梗湯⑬をうがいしながら飲む

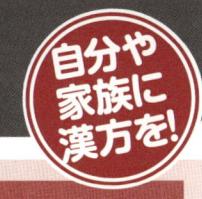

自分や家族に漢方を！

CASE 58　6歳　女児（僕の娘）　喉の痛み

処方　桔梗湯⑬

桔梗湯⑬を処方し，200 mL の水に入れて，電子レンジでチンして，その後冷蔵庫で冷やすように指示．そして**頻回にうがいしながら飲み込む**ように伝える．

味はおいしいようで，喜んで頻回に（1時間に何回も），少量ずつうがいしながら飲み込んだ．すると一晩で痛みが楽になった．

解説

保険適応漢方エキス剤は高級インスタントコーヒーのようなものだと患者さんには説明しています．お湯に溶かすとほぼ煎じ薬に近くなるといった意味です．わかりやすいので僕が頻用しているフレーズです．お湯の温度は通常，お茶のような温度です．温かい状態ということです．これを温服と称していますが，桔梗湯⑬を口の中の痛みに使用する時は冷やして飲みます．これを冷服といいます．そして直接に飲むのではなく，うがいしながら飲み込むのです．そうすると口の中の炎症，口内炎，舌炎，歯肉炎，扁桃炎などに著効します．味もおいしいですし，効き目も抜群と思っています．他に冷服するものはつわりの小半夏加茯苓湯㉑が有名です．鼻出血時の黄連解毒湯⑮も冷服です．一方で熱服は下痢のときの真武湯㉚です．

しかし，通常の保険適応漢方エキス剤を飲む時は，高級インスタントコーヒーのようにお湯に溶かして飲んでくださいというのは建前で，自分で飲む時も，粉を口に含んで冷たい水で流し込むことも結構ありますし，それでも効いています．温服をした方が絶対にいいのは風邪の時の漢方内服時と思っています．

マメ知識　桔梗（ききょう）

桔梗は山野に自生するキキョウの根．サポニンが主成分で呼吸を楽にします．桔梗が処方名と関係する漢方エキス剤は桔梗湯⑬，小柴胡湯加桔梗石膏⑩⑨などです．

麦門冬湯（ばくもんどうとう）(29)で芸大の声楽科に合格？

こんなこともあるんだ！

CASE 59　受験生　女性

芸大の声楽科を目指している高校生.
声楽のレッスンをたくさんこなすと，どうも喉に違和感がある.

処方 **麦門冬湯（ばくもんどうとう）(29)**

とてもなめらかに声が出るようになったと喜ばれる．適当に飲んでいいと言って，頓服的に麦門冬湯（ばくもんどうとう）(29)を渡し，なんとなく喉が変な時に飲んでもらう．その後，喉の違和感があるたびに内服.
そして，無事に希望の芸大声楽科に入学.

解説

麦門冬湯（ばくもんどうとう）(29)は滋潤剤です．潤いをつけます．咳や痰がある人に処方すると，かえって痰が出過ぎて困ると言われることもあります．一方で，声帯の違和感なのでしょうか，声楽の練習をたくさん行って，なんとなく変な感じがする時に著効しました．僕は勝手に，声帯に潤いが戻ったのではと合点しています．腸にも潤いが増しますので，麦門冬湯（ばくもんどうとう）(29)の内服で便通が良くなることは経験します．アナウンサーで声の出がいまいちという人に使用しても結構効果がありました．漢方薬の全身への効果から類推して，困っている患者さんなどに処方してみることは，とても勉強になりますね．そしてうまくいけば，患者さんからは喜ばれますし，こちらも貴重な体験ができて楽しいですね.

麦門冬（ばくもんどう）を含む漢方薬は，麦門冬湯（ばくもんどうとう）(29)の他，滋陰降火湯（じいんこうかとう）(93)，滋陰至宝湯（じいんしほうとう）(92)，清肺湯（せいはいとう）(90)，竹茹温胆湯（ちくじょうんたんとう）(91)，釣藤散（ちょうとうさん）(47)，温経湯（うんけいとう）(106)，炙甘草湯（しゃかんぞうとう）(64)，辛夷清肺湯（しんいせいはいとう）(104)，清暑益気湯（せいしょえっきとう）(136)，清心蓮子飲（せいしんれんしいん）(111)があります.

マメ知識

麦門冬（ばくもんどう）

麦門冬はユリ科の多年草でジャノヒゲと呼ばれ，その根を用います．ビルの谷間や路地にもジャノヒゲは生育しています．背の低い緑の長い葉の植物で，チアリーダーがもつポンポンを地面に置いたようなものです．それほど身近にある薬草です．麦門冬は滋潤剤と言われます．麦門冬が処方名と関係する漢方エキス剤は麦門冬湯(29)です.

思いがけず麻杏薏甘湯㉘が処方され，いろいろ楽になる

こんなこともあるんだ！

CASE 60　40歳代　女性　喘息，冷え症，関節痛，血管炎

内科に血管炎で通院加療中の患者さんが，いろいろ訴えて外来に．まず喘息が困る．他に四肢末端の冷え症がつらく，そして関節痛も困るとのこと．
いろいろ訴える時は一番困っていることにターゲットを絞ってフローチャートで処方するということが鉄則．そこで，経過の長い喘息と判断．麻杏甘石湯㉕＋小柴胡湯⑨を処方した．ところが薬局のミスで，麻杏甘石湯㉕ではなく麻杏薏甘湯㉘が処方された．

処方①　麻杏薏甘湯㉘

4週間後，患者さん曰く，なんとなく調子がいいので，もっと続けたいという．

処方②　麻杏薏甘湯㉘＋小柴胡湯⑨　6ヵ月

喘息発作はほぼ治まり，冷え症が治り，そして関節痛も楽になったとものすごく感謝されている．
今でも同じ処方を継続中．**今更，実は間違いでしたとも言い出せず，なんとなく名医を気取っている．**

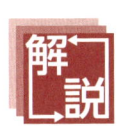

解説

麻杏薏甘湯㉘はフローチャート漢方薬治療にも出番はなく，僕も滅多に処方しない漢方薬．ところが，麻杏甘石湯㉕と間違えた薬局のお陰で，麻杏薏甘湯㉘のすばらしさに気がついた症例．石膏が薏苡仁に変わっているだけなので，喘息に効いても当然で，冷やす作用の石膏がないので冷え症にも良かったのかな．ま**た薏苡仁は鎮痛作用もあるので関節痛にも効いたのだろう．**後から理屈をつけると上手に説明できることもありますが，偶然で勉強させてもらった貴重な症例です．

COPDに補中益気湯㊹

処方の知恵

CASE 61　80歳代　女性　COPD

COPDで呼吸苦があり，酸素ボンベを離せない．呼吸器内科の管理は完璧で痰や肺炎はなし．患者さんに「何が困りますか？」と質問すると，「ともかく疲れる．先生，酸素ボンベと一緒だから，歩くのも大変，息をするのも大変，生きているのが大変」と言われた．

処方　補中益気湯㊹

数ヵ月後には，とても元気になり，散歩する気力が出た，生きる気力が出たと感謝された．

解説

COPDや気管支拡張症で痰を出しまくっているような患者さんには，フローチャート的には清肺湯⑨が第一選択です．清肺湯⑨は昔は肺結核で痰が多い時に，字のごとく肺をきれいにするために処方したのでしょう．僕の外来にもCOPDや気管支拡張症の患者さんは来院されますが，痰が多い人は少ないですね．困ることを伺うと「疲れやすい」と訴えることが多いです．**疲れやすいというキーワードで，フローチャート的には補中益気湯㊹の出番**となります．補中益気湯㊹は人参と黄耆を含む参耆剤の王様です．別名を医王湯ともいいます．参耆剤は気力・体力を増します．ツムラのエキス剤で参耆剤は10種類あります．地黄を含むもので十全大補湯㊽，人参養栄湯108，大防風湯97，地黄がない参耆剤は補中益気湯㊹の他，半夏白朮天麻湯37，加味帰脾湯137，帰脾湯65，当帰湯102，清心蓮子飲111，清暑益気湯136の7つです．患者さんにはユンケル黄帝液の漢方バージョンだよと言って渡しています．

参耆剤でも地黄を含むものでは，まれに胃腸障害が生じます．その時には地黄を含まない参耆剤に変更してください．

ともかく風邪には香蘇散㋱

処方の知恵

CASE 62　70歳代　女性　風邪を引いた時のために

間欠性跛行で僕の外来で西洋薬剤を投与中．
「先生，最近風邪が流行っているから，もしものために漢方の風邪薬がほしい」と言われる．
今まで漢方を飲んだことはない．つまり虚証か実証かを過去の処方経験から推測することはできない．
一見，元気が良さそうだから，元気な年寄り向けの麻黄附子細辛湯㉗にしようかと頭をかすめるも，一番安全な香蘇散㋱に決める．

処方 香蘇散㋱

「風邪っぽいなと思ったら，すぐに飲んでくださいね．空振りでもいいですから，疑えば飲むんですよ」
そして2ヵ月後，「先生，あれは最高だ．とっても良く効く．風邪っぽい時に飲むと悪くならない．もっとくれ」ととても感謝された．

解説

処方に悩んだ時には，虚証用からカードを切るのが漢方の掟．特に麻黄や大黄を含む漢方薬ではそうした方が安全．風邪の漢方は，麻黄湯㉗，葛根湯①，麻黄附子細辛湯㉗，香蘇散㋱（または桂枝湯㊺）とまず理解します．実証から虚証用に並んでいます．お年寄りは麻黄附子細辛湯㉗か香蘇散㋱．悩めば虚証用の香蘇散㋱ということになります．香蘇散㋱は江戸時代の漢方アンチョコ（衆方規矩）の最初に出てくる処方．それぐらいよく使われたと思っています．なんとなく風邪薬をくれと言われて，まず安心してあげられるのは香蘇散㋱．だって麻黄が入っていないから，そして結構効くからです．**全員に香蘇散㋱を投与すればいいのですが，麻黄剤が飲める人は麻黄剤を飲んだ方がいいのです．その方がより早く治るからで**すね．香蘇散㋱では数日かかる発熱性疾患も，麻黄剤で介入すれば半日から1日で治る可能性があります．つまり香蘇散㋱を選ぶということは安全で安心ですが，次の日には元気になるというチャンスを失いかねないということです．

「風邪引いた．なんとか仕事ができる薬を」

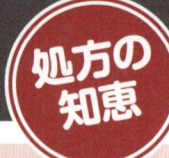

処方の知恵

CASE 63 40歳代　男性　新聞社編集長　風邪

風邪を引いて数日経つ．売薬を飲み，既に汗がある．眠くなって，だるくなって仕事がはかどらない．
「ここまでこじらせたのであるから，すぐ治ることは期待しないが，仕事がなんとかできるようにしてもらいたい」と頼まれた．

処方　麻黄附子細辛湯 ⑫⑦ ＋桂枝湯 ㊺　3日
　　　　麻黄附子細辛湯 ⑫⑦ ＋補中益気湯 ㊶　7日

「漢方をもらって，風邪を引きながらもなんとか仕事ができた」とものすごく感謝された．
「漢方の魅力は，ぼやのうちに消すことです．次回は風邪に罹ったらすぐに麻黄附子細辛湯 ⑫⑦ でも，葛根湯 ❶ でも飲んでくださいね」

解説　社会人は実はそう簡単に医者にはかかりません．忙しい日々の中で，寸暇を惜しんで働いています．そんな時に，風邪を引くと，まず風邪ではないことを祈りますね．暖かい身支度をします．でも内服は通常しませんね．西洋薬剤は眠くなって，だるくなることが多いので，本当に風邪だと判明してから飲みます．そして近くの薬局で良さそうな総合感冒剤を飲んで，うまくいけば数日で治ります．しかしこじれると苦労しますね．責任ある立場の人は，簡単に会社を休めません．ここでも漢方の出番ですね．こじれた風邪となんとか同居しながら，仕事を休まずに切り抜けられます．そんな時の僕の愛用処方が麻黄附子細辛湯 ⑫⑦ ＋桂枝湯 ㊺ （3日），麻黄附子細辛湯 ⑫⑦ ＋補中益気湯 ㊶ （その後7日）です．麻黄附子細辛湯 ⑫⑦ で不快な症状が出るような人はダメですが，**きわめて広範囲の人に有効です．**

僕の想い
　古典も読むと楽しいですよ．昔の苦労，現代西洋医学の素晴らしさを再確認できます．もちろん漢方の勉強にもなります．いずれ興味を持ってください．荒唐無稽な部分を凌駕する素晴らしさがあります．

外来に風邪で来院する人には，ともかく柴胡桂枝湯⑩で

処方の知恵

CASE 64 40歳代　男性　風邪

「風邪引いたので漢方薬をください」
「何か，以前に飲んでとても効いた漢方薬とかありますか？」
「よくわからないので，適当に処方してもらいたいです」
「いつ頃から風邪気味ですか」
「数日売薬で頑張ったけれど，良くならないから来ました」
「なんとなく汗っぽいですよね」
「はい，汗っぽいです」
（ともかく，柴胡桂枝湯⑩を処方しようか…）
処方 柴胡桂枝湯⑩
その後軽快．

解説　まず，本人が今までの経験から自分に合う風邪薬を知っていれば，それを処方します．もしも，今まで風邪の時に漢方を飲んだことがなく，そして既に汗をかいている時は，ともかく柴胡桂枝湯⑩を処方するという方法があり，結構有効です．フローチャート漢方薬治療では汗がない状態では，実証から虚証に向けて，麻黄湯㉗，葛根湯①，麻黄附子細辛湯⑫⑦，香蘇散⑦⓪です．他にも小青竜湯⑲，桂枝湯㊺なども汗がないような初期の感冒に使用されます．自分にとって不快な作用がなく，そして微似汗（じわーっと汗が出る）状態を導く漢方薬が適切なものです．医師の経験からこれかなと推測できることもありますが，やはり本人の経験に勝るものはありませんね．

ところが，汗がないような状態で医療機関を訪れる患者さんは，よほどの漢方ファンか，医療従事者に限られます．**多くの患者さんは風邪を引いて，少々頑張って軽快しないから来院します．つまり汗は既に出ていることがほとんどです．**ですから，そんな時には，微似汗後の漢方薬である柴胡桂枝湯⑩が結構役に立つのです．麻黄が入っていませんので，虚実に関係なく処方可能ですね．

柴朴湯(96)で喘息の頻度が低下

処方の知恵

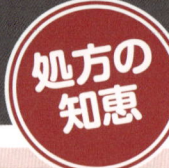

CASE 65 女子中学生　喘息

子供の頃から喘息あり．家族が漢方に興味を持って来院する．
「西洋医学的な喘息の治療は必ず続行してくださいね」
「漢方薬で喘息の程度が軽くなったり，頻度が減少したり，長期内服で体質が変わってほとんど出なくなったりします．しっかりと西洋医学的治療を行って，それを補う形で使用しましょう」

解説　喘息を治してもらいたいという訴えは少なからず経験します．**西洋医学的治療を止めて，漢方で頑張ろうというのは論外ですね．**モダン漢方は西洋医学の補完医療です．それが基本的立ち位置です．処方する漢方薬は柴朴湯(96)が第一選択です．小柴胡湯⑨と半夏厚朴湯⑯を合わせたものです．小柴胡湯⑨はこじれた状態（少陽病期）に使う横綱的存在です．喘息は経過が長い病気ですから，こじれた状態と判断して多くは柴胡剤の併用が体質改善の意味合いも含めて有効です．咳に有効な麻杏甘石湯(55)と小柴胡湯⑨の合方も好まれる処方です．また，喘息発作が頻回でぐったりしている時などは，補中益気湯㊶も有効なことがあります．補中益気湯㊶にも柴胡は含まれています．気長に患者さんと一緒に，患者さんに適した漢方薬を探すことが大切です．そんな薬をある程度の期間飲んでいると発作が軽減すること，発作の回数が減少することを経験します．漢方的には自分の身体意識に敏感になってもらって，適切な薬を探していきます．

【漢方の読み方　漢方薬と漢方薬を合わせている】

漢方薬合漢方薬のパターンです．猪苓湯合四物湯(112)，茯苓飲合半夏厚朴湯(116)などです．次のパターンは漢方薬の一部の文字＋漢方薬の一部の文字です．柴胡桂枝湯⑩は小柴胡湯⑨＋桂枝湯㊺です．柴陥湯(73)は小柴胡湯⑨＋小陥胸湯，柴朴湯(96)は小柴胡湯⑨＋半夏厚朴湯⑯，柴苓湯(114)は小柴胡湯⑨＋五苓散⑰です．排膿散及湯(122)は排膿散と排膿湯です．胃苓湯(115)は平胃散(79)と五苓散⑰です．

大塚敬節先生のご自身の風邪

こんなこともあるんだ！

CASE 66 大塚敬節先生ご自身　年齢は不明　風邪

私は風邪に罹るとたいていは麻黄湯㉗で良くなる．葛根湯❶を飲むとどうも良くない．4，5年前まではよく葛根湯❶を用いたが，どうも経過ははかばかしくなかった．よく考えてみると，葛根湯❶の証ではなくて，麻黄湯㉗の証を呈することが多いのを知った．私は徴兵検査の時に，十一貫六百匁（43.5 kg）あった．これが私の最高の体重である．現在は十貫（37.5 kg）内外で，これが何年か続いている．ペンと聴診器を持てればよいので，これ以上の体力は，もはや無用である．

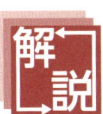

解説　**漢方薬が効かない時に，昔から虚実を間違えていないかと言われます．**モダン漢方の切り口では，虚実は消化機能で，概して筋肉量に比例します．簡単に理解するには，麻黄のような胃に障る生薬を含む漢方薬が飲めれば実証，飲めなければ虚証としています．それが漢方を選択するための知恵としての漢方理論に合っているからです．理解しやすいからです．でも虚実の判断は難しいのですね．大塚敬節先生は 37.5 kg の体重ですね．どうみても見た目は虚証ですね．ところがご自身で葛根湯❶ではなく麻黄湯㉗の方が自分に合っていると，おっしゃっています．結論は，麻黄が飲めるか飲めないかは，麻黄を飲ませてみないとわからないということです．いろいろな虚実を推測する文言や漫画は目にしますが，**あくまでも推測するためのヒント**と理解するとわかりやすいですね．また，虚実は体調によっても変化しますので，固定したものではありません．**虚実は時間的に変化する**ということです．

通常は年齢と共に実証から虚証に向かって体質が変化します．葛根湯❶が適した人が麻黄附子細辛湯127に変わることはよく経験します．上記の例では葛根湯❶から麻黄湯㉗とより実証向けに移っていますので，不思議に思えます．はじめから麻黄湯㉗が適した体であったのでしょうか．

逆流性食道炎には六君子湯㊸

患者さんに教えられて…

CASE 67　60歳代　女性　胃もたれ

耳鳴りで受診，八味地黄丸⑦で耳鳴りが我慢できる範囲に．
その後，漢方ファンになり，「逆流性食道炎にパリエット® を飲んでいるが，漢方を試したい」という．

処方 **六君子湯㊸**

（再診時）逆流性食道炎の症状がよく，パリエット®を止めても大丈夫だといわれた．
花粉症に小青竜湯⑲，皮膚の痒みに当帰飲子(86)，腰痛に疎経活血湯(53)＋附子末などを持って行き，元気になったと喜んでいる．
（再診時）「体の中が冷えていて，花粉症に小青竜湯⑲が効いて，そして附子末をちょっと加えるともっといい」と教えてくれた．
患者さんの観察力もすばらしいと驚嘆する．

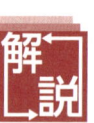

解説

逆流性食道炎が六君子湯㊸で治ると腑に落ちた症例．**漢方ファンの患者さんは自分でもいろいろとトライし，身体意識に敏感なので，外来でお話をしていても本当に楽しいです．**花粉症には小青竜湯⑲がいいといいますが，体の奥が冷たいと教えてくれました．小青竜湯⑲には甘草乾姜湯が入っており，甘草乾姜湯は冷えと水毒を治すので，確かにそうだと思います．また余っていた附子末を小青竜湯⑲に加えて飲んだら，花粉症にもっと有効だったと教えてくれました．なるほど，少量の附子末は漢方薬の効果を増すのだと，再確認するように教えられました．「患者さんが教えてくれる」とはこのことです．

マメ知識

陳皮（ちんぴ）

陳皮は温州ミカンの皮です．七味唐辛子にも入っていることがあります．陳皮に含まれるヘプタメトキシフラボンが食欲を増加させる作用があることが最近発見されました．陳皮は健胃，鎮嘔，鎮咳，去痰剤で，陳皮が処方名と関係する漢方エキス剤は抑肝散加陳皮半夏(83)などです．

便秘が治ればいろいろ治る

こんなこともあるんだ！

CASE 68　60歳代　女性　無職　便秘

透析導入後10年以上．透析導入後から次第に便通は週に1回程度になってしまった．いつもなんとなく調子が悪い．

処方　麻子仁丸 126

最初は1日1包．次第に増量し1日量を3包とすると1〜2日で排便があるようになった．本当に気持ちが良く，体も軽く食欲も出た．気持ちがバラ色だ．

解説

ファーストチョイスの便秘の薬は麻子仁丸 126 か潤腸湯 51 です．まず1包から始めて，順次増量すればどこかで排便が良好になります．その量は個人差があり，半量ですごく有効なこともあれば，毎食前に各1包として1日3包で便通がつくこともあります．大黄の量に基本的に依存しています．麻子仁丸 126 や潤腸湯 51 でも効果が少ない時は，大黄甘草湯 84 や桂枝加芍薬大黄湯 134 も選択肢となります．そして次は大黄と芒硝を含む調胃承気湯 74 が選択肢となります．そして同じく大黄と芒硝を含む大承気湯 133 や桃核承気湯 61 も実証向けの便秘薬として使用可能です．大黄牡丹皮湯 33 も大黄と芒硝を含んでいますので，下剤としても使用可能です．

まずは虚証の漢方薬から処方した方が，不快な作用が少ないのです．特にお年寄りでは麻子仁丸 126 や潤腸湯 51 から始めることが安全と思っています．便秘の解消は漢方薬の治療効果を増強させます．特に皮膚疾患では必要です．**また大黄は瀉下作用だけが注目されがちですが，実は駆瘀血作用，向精神作用，静菌作用などがあります．つまりいろいろと有効なのですね．**

マメ知識

芒硝（ぼうしょう）

最近の市場品は天然の鉱物ではなく，専ら化成品（硫酸ナトリウム）を使用しています．大黄と芒硝を含む漢方薬は承気湯と呼ばれます．芒硝は下剤で利尿効果もあります．

あれは便秘の症状だったんだ！

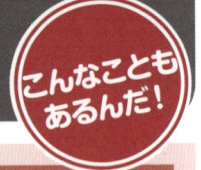

こんなこともあるんだ！

CASE 69　30 歳代　女性　25 年間の便秘

13 歳前後から便秘となる．その他は元気だと思うとのこと．現在まで西洋薬剤をいろいろ試したが，あまり効かない．漢方外来ができたのなら試しに漢方薬でも飲んでみようかと受診する．

処方 **桂枝加芍薬大黄湯 (134)**

（2 週間後）本当に気持ち良く便が出る．25 年ぶりの快便で，快便によって，気持ちもますますハッピーに，体も軽く，本当に良かった．便を出すだけでこんなに快調になるのであればもっと早く試せばよかった．本人は「便秘が体のなんとなくの不調（以前本人は問題ないと思っていた）にこんなに影響があるとは思っていなかった」．

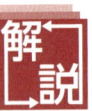

解説

フローチャート漢方薬治療では，便秘のファーストチョイスは麻子仁丸 (126) または潤腸湯 (51) としていますが，この症例では桂枝加芍薬大黄湯 (134) から使用しました．38 歳と若かったことが 1 つの要因です．便秘には 25 年間慣れっ子であったので，本人も大して期待はしていなかったようですが快便となり体の調子が本当に上向きになりました．たかが便秘ですが，されど便秘と痛感した症例です．便秘の人は別にそれが日常ですので，特別不自由を感じていないこともあります．しかし，便通でいろいろなものが好転すると確かに以前は不調であったと痛感するものです．西洋薬剤の瀉下剤では得られない快感と思っています．桂枝加芍薬大黄湯 (134) は桂枝湯 ㊺ の芍薬を増量し大黄を加えたものです．**「虚証向けの温める下剤」**とも表現されます．

【漢方の読み方　漢方薬に複数の生薬を足して加味漢方薬としている】

加味逍遙散 ㉔ は，逍遙散に牡丹皮と山梔子を加えたもの，加味帰脾湯 (137) は，帰脾湯 (65) に柴胡と山梔子を加えたものです．

88002-838 JCOPY

桃核承気湯㊽で気が晴れる

こんなこともあるんだ！

CASE 70　83歳　女性　便秘

便秘があり，受診．
麻子仁丸⑫⑥では残便感があり，いまいちすっきりしない．
83歳と比較的高齢であるが，桃核承気湯㊽を試すことに．
処方　桃核承気湯㊽
「今度の漢方薬は人によっては，お腹が痛くなります．まず半包飲んで，問題なければ，1包にしてください」
（再診時）「1包飲んで，すかっと便が出た．気も晴れて最高です」

解説

便秘のファーストチョイスは麻子仁丸⑫⑥または潤腸湯㊻です．これらの薬を便秘が解消するまで増量すれば多くの方で便秘は改善します．夜寝る前に1〜2包，それでもダメなら毎食前に1包ずつで日に3包，それでもダメなら就寝前にも飲んで日に4包です．このように処方して便秘が解消しても，残便感が残ると訴える人がいます．そんな時には桃核承気湯㊽や大承気湯⑬③を試してみましょう．これらは実証用の便秘薬にて慎重に投与します．この患者さんは80歳を超えていましたが，桃核承気湯㊽が最高だと言っています．**承気という字は「気が晴れる」という意味**で，たかが便秘を治すことで，気分もすっきりするという反応を経験できると思います．桃核承気湯㊽や大承気湯⑬③では腸管を刺激して便を押し出すイメージがあります．ですから，腹痛が苦手な人は痛みに感じるのですね．一方で軽い腹痛がむしろ快感に感じる人にはとても喜ばれるのです．「まず，次の日には家にいる時に飲んでみてください」といった説明で十分と思っています．

僕の考え

腹診の基本は，優しく触ることです．「甘手は上達し，辛手は上達せず」（大塚敬節先生談）最初は荒唐無稽と思う腹診ですが，たくさんの患者さんを診ていると，いつか腑に落ちる時がきます．

麻子仁丸(126)で腹痛が辛い．大建中湯(100)で痛みなく快便

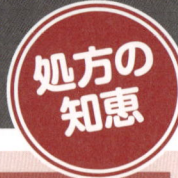

処方の知恵

CASE 71 87 歳　女性　便秘

今でも現役で執筆を続けている人．
便秘があるが，「腹痛が起こり麻子仁丸(126)は飲めない」と訴える．
処方 大建中湯(100)　朝晩各 1 包
「ちょうど気持ちいい便が出ます．ありがとうございました」

解説

大黄含有漢方製剤では虚証向けの麻子仁丸(126)や潤腸湯(51)で，通常は虚証の患者さんも問題ありません．ところが，まれに麻子仁丸(126)や潤腸湯(51)に含まれる大黄で腹痛が生じることがあります．そんな時は大黄を含まない漢方薬で快便を誘導します．大建中湯(100)は便を軟らかくするイメージです．繰り返すイレウスの特効薬として病名投与で最も有名な漢方薬の 1 つですが，虚証の人で，冷えがありお腹がぐるぐるしている時などに使用するのが古典的な使い方です．そんな大建中湯(100)が便秘の改善にも有効です．また，柴胡剤も便を軟らかくしますので，加味逍遙散㉔や小柴胡湯⑨も大黄が苦手な患者さん用の便秘の薬として使用可能です．

大建中湯(100)は膠飴（エキス剤では粉末飴）が入っているので，毎食前 2 包を飲むようになっています．しかし，まず毎食前 1 包から始めても結構有効です．大建中湯(100)には山椒が入っており，この山椒を取り過ぎると，無菌性膀胱炎様の症状が出現したり，空咳なども生じます．

【漢方の読み方　生薬の名前 1 つ＋丸】

丸（がん）は砕いた生薬を蜂蜜などで丸めて服用する方法です．漢方は生薬の足し算ですので，他にも生薬は配合されていますが，代表的なもの一剤の名前を冠しています．同量を砕いて丸めずに，煎じて服用することを「料」と言います．ツムラエキス剤では煎じたものを煮詰めて，賦形剤に乳糖を使用していますので，実際は○○散料のエキス剤です．麻子仁丸(126)がその例です．

胃もたれには半夏瀉心湯⑭だが「苦くて飲めない」

処方の知恵

CASE 72　43歳　男性　胃もたれ

胃もたれを訴えて来院．
胃もたれのファーストチョイスを毎食前に投与．

処方①　半夏瀉心湯⑭

（再診時）「先生，あの薬は苦くて飲みにくい．そしてちっとも胃もたれも良くならない」と恨めしそうに訴える．

処方②　安中散⑤

（再診時）「あの薬はおいしくて，胃もたれもなんだか良くなった」その後，胃もたれがある時に頓服的に内服している．

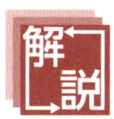

解説

漢方処方の鉄則の1つは，迷えば虚証用の漢方薬から処方することでした．この鉄則は特に，麻黄や大黄を含む漢方薬では大切です．ところが**麻黄や大黄を含まない漢方薬では，それほどこの鉄則に拘泥する必要はありません．**フローチャート漢方薬治療では，胃もたれにはまず半夏瀉心湯⑭，次が安中散⑤，そして人参湯㉜と並んでいます．この順番は実証向けから虚証向けに並んでいるのですね．胃もたれにはやはり半夏瀉心湯⑭が効く頻度が高いと思っているからです．そして半夏瀉心湯⑭に対する不快な訴えの多くは苦くて飲めないといったものだからです．この患者さんも，「苦くて飲めない，そして効かない」と言いました．最初からそんな雰囲気を察して安中散⑤から処方できるようになることが最良でしょうが，少々の遠回りをしても当たればいいですよね．半夏瀉心湯⑭が飲めれば，やはり半夏瀉心湯⑭が幅広くいろいろな訴えに有効と思っています．

マメ知識

延胡索（えんごさく）

ケシ科エンゴサクの根や茎で，鎮痛作用があります．鎮痛剤として生薬単独でも使用されます．安中散⑤に含まれています．

「もっと早く漢方を処方してくれれば…」

自分と家族に漢方を!

CASE 73 40歳前後　女性　(僕の家内)　背部痛

年に数回就寝時に背部痛が生じる．激痛で朝まで眠れない．ロキソニン®やボルタレン®といった西洋医学的鎮痛剤はほとんど効かない．朝まで痛みを耐えると次第に軽快する．西洋医学的諸検査で異常なし．こんな症状が10年以上も続いている．英国から帰国し漢方に興味を持った頃，芍薬甘草湯❽を処方してみた．

処方①　芍薬甘草湯❽

(内服後)「とってもいいよ．1包でダメな時は，しばらくしてもう1包飲むと楽になりますが，まれに楽にならない時があります」
　そんな時は，お湯に溶かして飲むように勧める．
(内服後)「お湯に溶かすともっと良く効くけれど，でも，ごくまれに効かない時がある」

処方②　芍薬甘草湯❽＋半夏瀉心湯⓮をお湯に溶かして飲む

(再診時)「2つ飲むと，相当楽です．イギリスにいた頃のものすごい痛みは楽になりました．こんなに効くのなら，もっと早く漢方を処方してくれれば良かったのに……」

解説　家内の症例．芍薬甘草湯❽の有効性を再認識した例．またお湯に溶かした方がより有効なことも教えてもらいました．そして半夏瀉心湯⓮との併用も症状を軽快させました．
自分と家族の経験は印象的です．率直な意見が，すぐに聞けるので．

> **僕の考え**
> 症例報告は著者を信じるしかありません．全くの捏造も可能，ウロウロしながら順に処方した薬があるのに最終的に辿り着いた薬だけを記載して名医を気取ることも可能．身体所見などは後から理路整然となるように書き加えることもできます．では意味がないのか．そんなことはないのです．本当かなと思いながら読めば良いのです．そして自分で困っている患者さんに使ってみて，そして効いたなら，それが自分の一番の財産になります．そのための症例報告なのです．

「半夏瀉心湯❶❹で肩こりも治るんですか？」

こんなこともあるんだ！

CASE 74　50歳代　女性　肩こり以外の症状で来院

「先生，あの漢方薬で肩こりも治りますか？」
「漢方薬は何でも治す可能性があるので，当然肩こりも治りますよ」
「処方したのは半夏瀉心湯❶❹という漢方薬で，胃の症状に基本的に効きますが，肩こりが楽になったと言う患者さんは多いですよ」
「なるほど，何でも治る可能性があるのですね」

解説

　肩こりを主症状として来院される人に漢方だけで対処して，うまく治ることは少ないです．ところが，主症状が他の訴えで，それに対して漢方薬を処方して，「なんとなく肩こりが楽になった」と感謝されることは珍しくありません．半夏瀉心湯❶❹や抑肝散❺❹，加味逍遙散❷❹，柴胡剤などでよく見られます．漢方は生薬の足し算の結晶で，体全体を治すようにセットアップされた知恵と考えれば当然にも思えます．**漢方の魅力はそんなよくわからないけれどもいろいろな訴えが治る可能性があることと思っています．**その魅力がわかると処方していて楽しいのですね．一方で，間違いなく当たると思って処方した漢方薬がまったく効かないという経験もします．**そんな再診時のドキドキ，わくわく感が僕は大好きです．**

マメ知識

半夏（はんげ）

　半夏はサトイモ科の多年草であるカラスビシャクの球茎です．半夏が処方名と関係する漢方エキス剤は半夏厚朴湯❶❻，半夏瀉心湯❶❹，半夏白朮天麻湯❸❼，苓甘姜味辛夏仁湯❶❶❾，小半夏加茯苓湯❷❶などがあります．カラスビシャクの球茎からひげ根を抜いたものはいかにもおへそをくりぬいたような形をしているので「へそくり」という別名があります．いくら抜いても生えてくるので農家にとって厄介な畑の雑草でした．つわりの妙薬として有名であった「へそくり」を農家の嫁は堀り集めて，これを薬屋に持って行き，自分だけのお金を作ったのです．これが「へそくり」の語源と言われています．半夏は噛むとえぐみがあります．それを抑えるのが生姜で，半夏と生姜で小半夏湯と呼ばれ，嘔家の聖薬と言われています．

「安中散⑤で生理痛も治りました」

処方の知恵

CASE 75　36歳　女性　胃のムカムカ

結構元気そうなのでフローチャート漢方薬治療に従って処方．

処方①　半夏瀉心湯⑭

（再診時）「先生，あれは苦くて…」

「苦くて飲めませんでしたか．見立て違いで申し訳ありません．今日は安中散⑤という漢方薬を処方します．こちらは前回のものに比べると飲みやすいと思います」

処方②　安中散⑤

「先生，あれは胃もすっきりしますが，生理痛にも効きますか？」
「生理痛も困っていたのですか？」
「先生に相談するほどでもないと思っていたので，楽になりました」
「安中散⑤には延胡索という生薬も入っているので，痛みにも結構有効なのですよ」

解説

安中散⑤は胃薬のイメージですが，実は結構痛み止めとしての効果もあります．延胡索は特に鎮痛効果があると言われています．ツムラの保険適応漢方エキス剤の中で延胡索を含むものは安中散⑤だけです．

胃薬としてのファーストチョイスは，やはり半夏瀉心湯⑭と思っています．大塚敬節先生の３大処方（他に大柴胡湯⑧，八味地黄丸⑦）ですので，より体全体に有効と考えたからです．しかし，痛みも訴える時には，安中散⑤がファーストチョイスでもいいですね．そんな風に定石を知りながら，いろいろな情報や経験から，定石の順番を変更することが楽しいですね．

マメ知識　茴香（ういきょう）

「フェンネル」という名で香辛料としても使用され，名前の由来は魚肉の香りを回復するという意味．安中散⑤に含まれています．

慢性下痢に真武湯㉚「ちょっと有効，闘病意欲が出ます」

なんとかうまくいった！

CASE 76　68歳　女性　慢性下痢

消化器内科に通院中の慢性下痢の患者さん．大腸内視鏡などを含めていろいろな検査を施行されているが，全く原因が不明．そして西洋薬剤の下痢止めも有効ではないため「漢方薬で治るものならトライしたい」と来院．

処方　真武湯㉚

「真武湯㉚という漢方薬を処方しますね．この漢方薬は熱々のたっぷりしたお湯に溶かすか，水に入れて電子レンジでチンして，ともかく熱々のものをフーフーしながら飲んでください」

(再診時)「先生，あんまり効きません．水のような便が，幾分泥みたいになった気もします」

「では，変更しますか？」

「いえ，これをもう少し試してみます．あの漢方薬は闘病意欲が増すみたいです．食欲も出ました」

そして数ヵ月真武湯㉚を飲んで，なんとか形のある便が出るようになった．

解説

慢性下痢のフローチャートは，真武湯㉚→人参湯㉜→真武湯㉚＋人参湯㉜→大建中湯⑩⓪となっています．そして大切なことは飲み方ですね．慢性下痢の時は熱服とします．通常のお湯に溶かして飲むのは温服です．一方，舌がやけどするほど熱いお湯で飲むのが熱服です．この熱服で飲んでもらうことが，慢性下痢に真武湯㉚で対処する時の大切な方法です．

この患者さんでは水様便が，少々泥状便ぽくなりました．セカンドチョイスの人参湯㉜を試してみたかったのですが，患者さんから続けたいと言われたのです．西洋薬では得られなかった，体全体がなんとなく良くなるという経験をしたからですね．漢方らしい症例と思っています．

5. 消化器

過敏性腸症候群にイリボー®「あの漢方薬効きますね！」

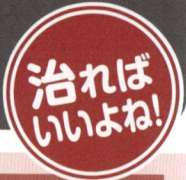

治れば いいよね！

CASE 77　50歳代　男性　過敏性腸症候群？

「ストレスが溜まると下痢します」という主訴で来院．腹痛や発熱はなく，常に下痢に悩まされていた．炎症性腸疾患・腫瘍性病変の鑑別のため，消化器内科の先生に胃・大腸の内視鏡検査と治療を依頼した．結果は「異常なし」．
当方は下痢型の過敏性腸症候群を疑い処方．

処方①　桂枝加芍薬湯 ㊿

（2週間後再診時）全く改善しなかったため，イリボー®を処方した．

処方②　イリボー®

（1週間後再診時）「先生，あのイリボー®って漢方薬の方は最高だね．はじめの漢方薬より全然いいよ！」　（小池洋介先生症例より）

解説

僕たちは西洋医です．西洋医学の補完医療として保険適応漢方エキス剤を使用する立ち位置をモダン漢方としています．西洋医にはわかりやすく，明快な立ち位置と考えています．僕たち臨床医は患者さんに良くなってもらいたいのです．西洋医学で効かない時に漢方を使用するのであって，**その逆に，漢方で効かない時に西洋医学を使うことも当然にオーケーですね**．この例のようにイリボー®を漢方薬と思ってくれた患者さんもありがたいですが，微笑ましい光景が目に浮かびます．同僚である小池洋介先生の貴重な面白い症例です．

桂枝加芍薬湯 ㊿ に膠飴（ツムラエキス剤では粉末飴で代用）を加えた物が小建中湯 ㊾ です．小建中湯 ㊾ は本当に虚弱児に有効です．黄耆建中湯 ㊽，大建中湯 ⑩⓪ など建中湯は通常，膠飴を含んでいますが，例外的に当帰建中湯 ⑫③ には膠飴がありません．

僕の考え

漢方薬が保険適応から削除される可能性は残っています．漢方の有用性・有益性を多くの西洋医が認めれば，そんな心配はまったく不要になりますね．西洋医が漢方の長所や短所を理解することが大切です．

イレウスに大建中湯(100)は有名だが…

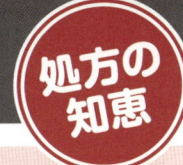

処方の知恵

CASE 78

ある講演会で，

「イレウスには大建中湯(100)と，病名で投与しても結構有効とのことで，私はたくさん大建中湯(100)を使用しましたが，それほど有効というイメージがありません」と消化器外科の先生から質問されました．

「そんな時は，大建中湯(100)と桂枝加芍薬湯(60)を一緒に使ってみてください」

と答えました．

そしてしばらくしてメールが来ました．

「確かに慢性のイレウスにはこちらの方がいいような感じがします」

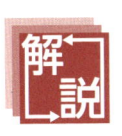

解説

大建中湯(100)はツムラの保険適応漢方エキス剤では最も売れている商品です．消化器外科の先生方を中心に，イレウスや開腹手術後には大建中湯(100)という病名処方が流行しているからです．僕もそこそこ効くとは思っていますが，大塚敬節先生は**「急性期のイレウスには大建中湯(100)，慢性期のイレウスには中建中湯」**と話されています．中建中湯とは大建中湯(100)＋小建中湯(99)のことです．大建中湯(100)にも小建中湯(99)にも膠飴（エキス剤では粉末飴）が入っていますので，小建中湯(99)から粉末飴を抜いたものである桂枝加芍薬湯(60)と大建中湯(100)を合わせるのですね．大建中湯(100)にいまいち疑問を感じている先生方はこんな処方も試してみてください．

【漢方の読み方　大または小がつくもの】

大柴胡湯⑧，小柴胡湯⑨，大防風湯(97)，大承気湯(133)，小建中湯(99)，大建中湯(100)，小半夏加茯苓湯㉑などです．

「しゃっくりには柿のへたが一番効いた」

こんなこともあるんだ！

CASE 79 60歳代　男性　しゃっくり

奥さんが夫のしゃっくりを主訴に来院．
処方 呉茱萸湯㉛または半夏瀉心湯⑭
「両方効くので両方処方しますね．順に試してください．お湯に溶かして飲んでみてください．また，柿のへたを10個ぐらい煎じて飲むのも効くそうですよ」
（再来院時）「柿のへたが一番効きました」
同じ症例を複数経験する．

解説　しゃっくりの相談は結構されます．だいたい本人は来院せず身内の方が見えることが多いでしょうか．呉茱萸湯㉛，半夏瀉心湯⑭，芍薬甘草湯㋌などが有効と言われています．芍薬甘草湯㋌は甘いので，僕は苦い呉茱萸湯㉛がいいのではと思っています．半夏瀉心湯⑭で止まることもあります．また来てもらうのも大変なので，この症例のように半夏瀉心湯⑭と呉茱萸湯㉛を処方することが多いのです．そして，最近は「柿のへたを煎じて飲むといい人もいるよ」と追加して説明しています．柿のへたは干し柿でも新しい柿でもいいのですが，10個ぐらいを入れて煎じると結構苦い煮汁ができますので，それを飲んでもらいます．実際の柿蒂湯は柿蒂・生姜・丁子の3種類ですが，柿のへただけでも有効と思っています．

マメ知識　乾姜（かんきょう），生姜（しょうきょう）
　生姜はショウガの根です．日本では単に乾燥させたものを生姜といい，湯通ししてコルク皮を取り去り煮沸かして乾燥させたものを乾姜と呼んでいます．生姜や乾姜が処方名と関係する漢方エキス剤は当帰四逆加呉茱萸生姜湯㊳，柴胡桂枝乾姜湯⑪，苓姜味辛夏仁湯㉓などがあります．乾姜と甘草からなる甘草乾姜湯は冷えと水毒の薬です．

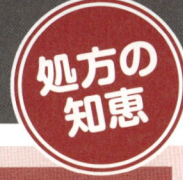

乙字湯❸でいぼ痔が悪化
桂枝茯苓丸㉕との加減で

処方の知恵

CASE 80　56歳　男性　いぼ痔

いぼ痔の病名投与漢方薬は乙字湯❸です．

処方①　乙字湯❸　4週間

（再診時）
「先生，あれを飲むと便が緩くなって，下痢のようになって，いぼ痔がかえって悪化して……」
「便が頻回だと，いぼ痔は悪化しますね．今日から桂枝茯苓丸㉕という漢方薬を処方します．これでは通常便が緩くなりません．もしも反対に便秘になると，硬い便が肛門を通ると，また悪化します．便秘の時は前回出した乙字湯❸と今回の桂枝茯苓丸㉕を半々で飲んでみてください」

処方②　桂枝茯苓丸㉕

以後次第にいぼ痔が軽快する．

解説　大黄が入っている漢方薬は要注意です．大黄は便を軟らかくします．下痢となることもあります．大黄が含まれる漢方薬では下痢を起こしやすくなることを確認することが必要ですね．いぼ痔は，便秘で硬い便が出ても悪化しますし，下痢で便が頻回となっても悪化します．桂枝茯苓丸㉕もいぼ痔に有効でこちらは大黄を含んでいません．ちょうどいい便通となるように桂枝茯苓丸㉕と乙字湯❸の量を加減するといぼ痔は結構良くなります．僕の手術をしてもらおうと思っていたいぼ痔も桂枝茯苓丸㉕で良くなりました．以前はポステリザン軟膏®が必需品でしたが，今はどこにも用意してありません．

【漢方の読み方　その他】
　乙字湯❸は原南陽が作った第2号処方といった意味合い．二陳湯㉛は半夏・陳皮という古い方が好まれる生薬を含み，二朮湯㉘は蒼朮と白朮を含みます．

慢性腹痛に
小柴胡湯⑨＋当帰芍薬散㉓

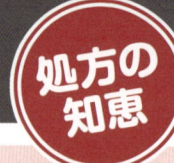

処方の知恵

CASE 81　21歳　スラっとした美人の女性　腹痛

原因不明の腹痛という紹介状を持って来院．
右下腹部の痛みだが，外科は虫垂炎を否定し，婦人科は付属器炎を否定した．致し方なく僕の外来に紹介される．以前より右下腹部痛があると本人は訴える．
確かに，腹診で右下腹部に圧痛がある．

処方　小柴胡湯⑨＋当帰芍薬散㉓

4日目に検査結果を聞きに外科・婦人科に来院するも再度特別な病気はないと言われた．「漢方の内服で不快な作用はありません」
（1ヵ月後の再診）「なんとなく痛みはいいようです」
「では続行しましょう」
（4ヵ月後の再診）「相当楽になりました」

解説

外科も婦人科も問題ないと診断した腹痛です．患者さんは診断が大切なのではなく，腹痛があることが困るのですね．それを良くしてもらえればいいのであって，西洋医学的病名に当てはまらないことが，決して患者さんの満足感にはなりません．そんな時に漢方が役に立つことがあります．

虫垂炎を疑うような腹痛ということは，漢方的には右下腹部に瘀血の所見があるということです．**処方選択に困った時の処方方法の1つに，柴胡剤＋駆瘀血剤という選択肢があります．**患者さんが比較的華奢であったことから，小柴胡湯⑨＋当帰芍薬散㉓を処方しました．そしてなんとかうまく経過した症例です．

マメ知識

小柴胡湯⑨＋当帰芍薬散㉓，大柴胡湯⑧＋桂枝茯苓丸㉕は大塚敬節先生の師匠であった湯本求真が愛用した処方です．そんな知恵を使用しました．

「高血圧に効く漢方薬を下さい」

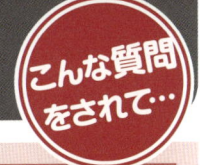

こんな質問をされて…

CASE 82　62歳　男性　高血圧

「高血圧に効く漢方薬ください」
高血圧に効くような漢方薬はありませんよ． 西洋薬剤が最優先です」
「循環器内科から薬はもらってます．この顔と鼻の赤みとイライラを良くしたいのですが……」
「なるほど．失礼しました．西洋薬剤を既に飲んでいるのであれば，そしてそんな症状には結構漢方薬は有効です．試してみましょう」

処方 黄連解毒湯 ❶❺

（再診時）「イライラが少し治まりました．もう少し飲み続けてみます」
そして数カ月飲んで，鼻の赤みも落ち着き，むしろ今後も飲み続けたいと希望しています．

解説　高血圧を漢方薬だけで治療しようというのは馬鹿げていると思っています．西洋医に迫害されていた頃の，昭和初期の漢方医には，断固として西洋医学的治療を断り続けて，そして高血圧の合併症で死亡した人もいます．しかし，われわれはまず西洋医です．漢方が好きで，興味がある西洋医ですので，当然高血圧には西洋薬剤で対処することが基本です．漢方の出番はその後ですね．イライラが残ったり，顔の赤みなどは黄連解毒湯 ❶❺ などで結構軽快します．まれにストレスによる軽い高血圧が柴胡加竜骨牡蛎湯 ⓬ などで西洋薬なしで正常血圧に戻ることもあります．これは例外的で，西洋薬優先で行きましょう．まれに，黄連解毒湯 ❶❺ などで複数必要だった降圧剤が1つ減量できたり，用量が少なくなることは経験します．その程度の降圧作用は漢方薬にもあると思っています．

「低血圧でつらいのですが？」

こんな質問をされて…

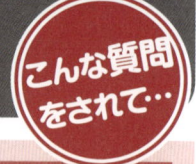

CASE 83　50歳代　女性　低血圧

「先生，朝が苦手で，世の中でいう低血圧の気がするのですが？」
「内科の先生に診てもらっていますか？」
「特別問題ないと言われています．ともかく，朝から疲れます．やる気が出ないので，どうも朝が苦手です．」
「今日処方する漢方薬は，ユンケル黄帝液のようなもので，気力や体力が増します．そのめまいバージョンです．楽しみながら気長に飲んでみてください」

処方 **半夏白朮天麻湯㊲**

（再診時）「あの漢方薬，いいと思います．しばらく飲みたいので，また処方してください」約半年内服し，とても元気になりました．

解説　いわゆる低血圧に有効な西洋剤はありません．漢方薬の出番と思っています．人参と黄耆を含む参耆剤は気力・体力をつける薬で「ユンケル黄帝液の漢方版」と説明しています．スタンダードバージョンが補中益気湯㊶，貧血バージョンが十全大補湯㊽，リウマチバージョンが大防風湯(97)，めまいバージョンが半夏白朮天麻湯㊲，眠れない・軽いうつ様のバージョンが加味帰脾湯(137)，泌尿器バージョンが清心蓮子飲(111)と説明すれば患者さんもわかりやすいですね．半夏白朮天麻湯㊲は虚弱な方の低血圧傾向を改善しますが，不思議なことに高血圧を是正することもあります．朝礼で倒れるようなお子さんにも，起立性調節障害と言われている人にも有効です．

マメ知識

天麻（てんま）

天麻はラン科のオニノヤガラです．かつては栽培ができず非常に高価な生薬でした．そのためジャガイモを乾燥させ洋天麻などと称した偽物が出回ったりしました．最近は人工培養が可能となり，そのような偽物も少なくなりました．天麻が処方名と関係する漢方エキス剤は半夏白朮天麻湯㊲です．

88002-838 JCOPY

下肢動静脈瘻による症状緩和には結構役に立つ

なんとかうまくいった！

CASE 84　20歳代　女性

先天性の動静脈瘻による母斑．
しかし動静脈瘻は軽微にて，klippel-trenaunay syndromeと思われる．他院で塞栓術や硬化療法を施行されているが痛みが軽快しないので来院．
母斑部には熱感があり，実際に触ると確かに熱い．入浴すると痛みが悪化するということをキーワードに処方．

処方①　白虎加人参湯 ㉞

（再診時）「あれを飲むと下痢をするが，体が冷えて，足の痛みは楽になる」
便秘があり，経過が長い訴えにて，処方．

処方②　小柴胡湯 ⑨ ＋ 桃核承気湯 ㉑，
　　　　白虎加人参湯 ㉞ 頓服

（再診時）「桃核承気湯 ㉑ で結構楽になります」
下痢しない程度に，白虎加人参湯 ㉞ を頓服している．

解説

西洋医学的治療で軽快しない先天的な母斑．小さな動静脈瘻があり母斑を触ると熱い．入浴で悪化するということをキーワードに冷やす漢方の代表である白虎加人参湯 ㉞ を試して著効しましたが，下痢となりました．冷やす漢方薬のもう1つの横綱である黄連解毒湯 ⑮ は無効でした．柴胡剤＋駆瘀血剤を試すに当たって，日頃は便秘傾向にて桃核承気湯 ㉑ と小柴胡湯 ⑨ を使用しました．桃核承気湯 ㉑ でも結構痛みは楽になりました．本人が体調に合わせて，桃核承気湯 ㉑ と白虎加人参湯 ㉞ という瀉下作用のある漢方を上手に加減して使用しています．痛みや火照りなどはデジタル的には評価できず，本人しか有効性を判断できません．**本人が自分の身体意識に敏感であれば自分で選ばせるのが最適と思っています．**

頻尿に牛車腎気丸(107) もっと頻尿になり叱られる

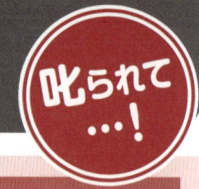

叱られて…!

CASE 85 60 歳代　男性　頻尿

頻尿と腰痛，坐骨神経痛を訴えて漢方を希望．
夜中に数回は小便に行くことがあり，ここ数年歳を取ったような気がすると訴えました．
フローチャートでは，初老期のいろいろな訴えで処方．

処方 **牛車腎気丸(107) 4 週間**

(再診時)「先生，あれを飲んだら，夜のおしっこの回数が増えて，困った」
「そしてどうなったのですか」
「我慢してしばらく続けたら，夜中に 2 回だけ小便に行くように落ち着いた」

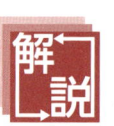

解説

牛車腎気丸(107)は八味地黄丸⑦に牛膝と車前子という生薬を加えたものです．牛膝と車前子は利尿作用があるのです．ですからむくんだ体質の人に牛車腎気丸(107)を処方すると当然に尿量が増加します．そして尿が出て，むくみ体質が落ち着くと，やっと頻尿に対する効果が現れます．この経験から牛車腎気丸(107)を処方する時は「一時的に尿量が増えるかもしれないが，それはしばらく我慢してください」とお話を加えることにしました．なお，八味地黄丸⑦から桂皮と附子を除いた漢方薬が六味丸(87)です．

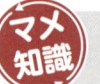

マメ知識

車前子（しゃぜんし）

車前子はオオバコの種子です．舗装していない田舎の道に生えています．また山登りをしていて，道に迷ったらオオバコを探せという言い伝えがあります．オオバコの種子が人にくっついて広がっていくため，オオバコが高い山の中で見つかったら人里につながっている道であると言われています．車前子には利尿消炎作用があり，車前子が処方名と関係する漢方エキス剤は牛車腎気丸(107)です．

牛車腎気丸(107)が飲めない時には清心蓮子飲(111)で

処方の知恵

CASE 86　70 歳代　男性　頻尿の訴え

処方①　牛車腎気丸(107)　4 週間

（再診時）「先生，あれを飲むと胃がズーンと重くなる．なんとなく食欲がなくなる」とクレームを言われる．

「では，今日処方する六君子湯㊸と一緒に飲んでください」

処方②　牛車腎気丸(107)＋六君子湯㊸

（再診時）「やっぱり，ズーーンと胃が重くなります」

「では食後に飲んでみてください」

（再診時）「食後に飲んでも，なんだか変です」

「では，新しい処方に変更します」

処方③　清心蓮子飲(111)

これを続行して幾分良くなりました．

解説

八味地黄丸⑦＋牛膝＋車前子＝牛車腎気丸(107)です．つまり八味地黄丸⑦にも牛車腎気丸(107)にも地黄が含まれています．**この地黄は滋養強壮剤です．**元気をつける参耆剤にも地黄が含まれているものがあります．十全大補湯㊽，人参養栄湯(108)，大防風湯(97)などです．この比較的体が弱い人に使用することが多い地黄でムカムカすることがあるのです．そんな時の知恵の 1 つは**六君子湯㊸との併用や食後に飲んでもらうことです．**食後に飲むとムカムカしないことも経験しますが，この症例のように食後投与でもムカムカすれば，虚証用の泌尿器疾患の薬，そして参耆剤である清心蓮子飲(111)を用います．そして良くなることがあるのです．

トーク術

頻尿であれば目標設定が大切で，夜中に数度もトイレに行く時には，「頻尿が治る」と説明するのではなく，「尿の回数が減る」と言うことが肝要です．

無菌性膀胱炎に猪苓湯合四物湯(112)

なんとかうまくいった！

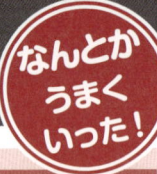

CASE 87　40歳代　女性　ピアノ教師　無菌性膀胱炎

冷えると尿意を催して困ると来院．
泌尿器科は既に受診しており，細菌による膀胱炎ではないとのことだがピアノのレッスンがもたなくて困る．45分間の我慢ができない．

処方 **猪苓湯合四物湯(112)**

（再診時）「なんとなくいいようだ」
6ヵ月間継続投与し，完全とは言えないが，ピアノのレッスンには全く支障がなくなって嬉しい．

解説

無菌性膀胱炎には猪苓湯合四物湯(112)が有名ですが，こんな使用方法は昔の漢方にはありません．無菌性膀胱炎という病名も当然に昔はないでしょうから．大塚先生が使い始めたと言われています．漢方薬の歴史は古いのですが，現代風の病名や症状に使用するということは現代だからできることです．みなさまの専門領域で，かつ西洋医学だけでは限界がある場合など，是非漢方薬をいろいろと試してみてください．そして著効例をどんどんと報告して頂きたいのです．

この患者さんも完全には治りませんでした．でも相当良くなって感謝されました．その後は，他の訴えに対して漢方薬を処方しました．すると，頻尿のことはほとんど忘れてしまったようでした．

マメ知識

四物湯(71)は血虚に有効な漢方薬で，女性の妙薬とも言われます．四物湯(71)単独で使用されることは少なく併用されます．苓桂朮甘湯㊴との併用は連珠飲，小柴胡湯⑨との併用は柴胡四物湯です．ツムラのエキス剤で四物湯(71)を含むものは，温清飲(57)，芎帰膠艾湯(77)，荊芥連翹湯㊿，柴胡清肝湯(80)，七物降下湯㊻，四物湯(71)，十全大補湯㊽，疎経活血湯(53)，大防風湯(97)，猪苓湯合四物湯(112)，当帰飲子(86)の11種類があります．

インポテンツに牛車腎気丸⑰は有効か？

こんなこともあるんだ！

CASE 88　50歳代　男性　「あっちも元気になりますか？」

坐骨神経痛，腰痛，頻尿，なんとなく最近気力が萎えたなどを訴えて受診．
初老期には少し早いが，

処方 牛車腎気丸⑰

（再診時）「体全体がなんとなく上向きです．痛みも幾分楽で，夜間のトイレも少し減りました．気力もなんとか出たような」
「それは良かったですね．同じ処方を継続しましょう」
「ところで，先生，あっちの方も元気になりますか？　すごく調子がいいのです」
「インポテンツのことですね．元気になりますよ．初老期のいろいろな訴えを改善するパッケージみたいな漢方ですから」

解説　インポテンツの治療薬と言えば牛車腎気丸⑰が有名です．ところが僕の経験では「インポテンツを治す漢方をくれ」と言って来院する人で牛車腎気丸⑰が著効した症例は少ないのです．最近はバイアグラ®などを試してから，そして効果が今一歩なので漢方を希望するのだろうと思います．**西洋薬剤のバイアグラ®と同等の効果を期待されてはちょっと漢方がかわいそうかなと思います．**一方で，インポテンツのことは気になっていたのでしょうが，初診時には伏せているような控えめな患者さんでは，この症例のようにインポテンツが軽快して感謝されることはあります．牛車腎気丸⑰や八味地黄丸❼に含まれている地黄という生薬は昔から滋養強壮剤としても有名でした．金沢の遊郭のそばに地黄煎町という町名が戦後までありました．それぐらい地黄はその当時は効果があると思われていたのでしょう．そんな地黄を含む漢方薬ですので，このような効果は当たり前と言えば，当たり前ですが，バイアグラ®と競争してはちょっとかわいそうです．

「生きる元気もないが，死ぬ勇気もない」

なんとかうまくいった！

CASE 89 70歳代　女性　メンタルヘルスにも通院中.

「めんどくさい．生きる元気もないが，死ぬ勇気もない．でも死にたい」 仮面様の顔貌で来院．
（困ったな．精神科にはちゃんと通院しているし……）
「生きるのも疲れておっくう」と言う．
疲れというキーワードで処方．

処方 補中益気湯 ㊶

（再診時）精神科からの内服薬は同じで続行されている．
「どうですか？」
「生きてますよ．でも食べるのがおっくうですが…（笑い）」
（笑顔がある．冗談言えるようになったのか）
その後も着々と元気になっていく．

解説

「漢方でも処方してみよう」と腹をくくると，突然に総合臨床医になります．フローチャートに従って処方してみようと思えば，それでその時から総合臨床医になれます．漢方を使用して，外来で患者さんがぼつぼつ治っていくと，元気になっていくと，患者さん同士の口コミで，また医師からの紹介で患者が増えます．でも他では相手にされないような，相手にしたくないような患者さんも含まれます．メンタルヘルスに通っている人も増えます．そんな時でも処方してみましょう．西洋医学的にしっかりと処方されているのであれば，**試しに漢方を併用してみるのも悪くはないですね．効けば儲けものではないですか．**そんなリラックスした気持ちで処方してみると，いろいろなキーワードから処方でき，そして元気になる患者さんに出会えますよ．

> **僕の考え**
> 僕は漢方が西洋医から迫害を受けた時代をしりません．ですから漢方を西洋医学の補完医療とすることに全く抵抗はありません．当たり前に思えます．そんな立ち位置がモダン漢方です．

「まず,良くなったことを見つけてくださいね」

診療の知恵

CASE 90　70歳代　女性　自律神経失調症

典型的な加味逍遙散㉔タイプ.
初診時からいろいろなことを訴える.ほとんど笑わない.
小さな字でメモを書いてくる.
適度な距離に置いてある患者用椅子を,医師の方に近づける.
遙か昔からの経過を延々と,ゆっくり説明する.
そして的を得ない.

処方　加味逍遙散㉔

(再診時)なんとなく笑顔がある.
しかし,良くなっているとは一言も言わず,また不平不満を並べる.
「いくらでもお話は伺いますよ.でも,まず困る順に並べてもらえますか」
そして加味逍遙散㉔を継続.
(再診時)笑顔があるようだが,順番に困っていることを言う.微妙に順番が異なる.
でも,やっぱり聴く方も結構疲れる.
「いつもいつも不平不満から始まるから,次は1つは少しでも良くなったことから言い始めてください」
こんなルールを決めてから,少しでも良くなったことを見つけて,そして不満を並べる.でも笑顔の量はますます増える.
看護師が「あんなに普通のご婦人だったんですね」
(よかった,よかった)

僕の考え

医学論文の真偽は著者の倫理観に依存しています.捏造は可能ですが,その領域の専門家が読むと「どうも怪しい?」と感じてしまうことがあります.漢方は何でも治る可能性ありますので,絶対に間違っていると否定することもできません.

不眠に加味帰脾湯(かみきひとう)(137)「睡眠薬止めたら効かなかった」

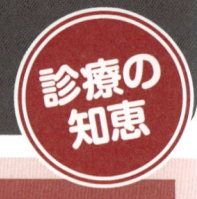

診療の知恵

CASE 91 80歳代 女性 不眠

「先生，夜眠れないので，眠れる薬をください」

処方 **加味帰脾湯(かみきひとう)(137)**

（再診時）「睡眠薬を止めて，漢方飲んだけれどかえって眠れないよ」

「**西洋薬は続行**と言ったでしょ．睡眠薬もそのまま飲んでくださいね．漢方薬は食前に飲んでくださいね」

（再診時）「睡眠薬を飲んで，食前に漢方を飲むとなんだかちょっと眠れるようになりました．体が楽になりました」

解説 モダン漢方の立ち位置は西洋医学の補完医療です．睡眠薬も飲んだままです．西洋薬剤の睡眠導入剤や入眠剤を止めて，漢方だけで頑張っても，漢方が少々かわいそうですね．まずは食前に漢方薬を飲みましょう．将来的に眠れるようになって，西洋薬剤が減量されていくことは多々経験します．なんとなく眠れるようになった感触が得られるかが勝負です．スカッと突然に良好な睡眠が得られると思われると無理ですね．**西洋医学的治療で長年困っている症状が短時間で治ることがないと理解することも大切ですね．**それを医師が患者さんに説明することも大切ですね．

マメ知識

大黄（だいおう）

大黄は昔から貴重な生薬として，奈良の正倉院にも中国から渡来した大黄が保存されています．大黄は基本的には下剤ですが，感染性下痢の時はそれを止めるように働きます．抗生物質のない時代は現代の抗生物質の代わりに使用していたようです．また大黄だけの漢方薬を将軍湯と称し，昔は統合失調症のような重症の精神病にも使用していたようです．タデ科の多年草で，その根茎を使用します．大黄が処方名と関係する漢方エキス剤は大黄甘草湯(84)，大黄牡丹皮湯㉝，三黄瀉心湯(113)などです．便秘を大黄含有漢方薬で治療すると，いろいろな症状が治ることは大黄の作用からみても当然に思えます．

複数処方し，本人自身に選ばせることもあり

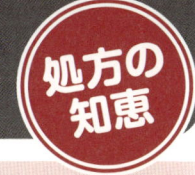

処方の知恵

CASE 92　30歳代　男性　エリートサラリーマン　不眠

最近，仕事が忙しく，ストレスがあり，夜眠れなくて困ると言って来院．
「西洋薬の睡眠導入剤は試していないのですか？」
「漢方から試してみたくて来院しました」
「なかなか仕事の合間に外来に来ることは大変でしょうね」
「できれば，長く処方して頂けるとありがたいです」
「では，漢方薬を3種類処方します．**どれか1つを**毎食前に飲んでください．そして夜寝付けない時や，途中で目が覚めて再度眠れない時などは頓服としても飲んでください」
「2週間ごとに試して，どれが有効かを6週間前後の再診の時に教えてください」

処方 加味帰脾湯 ⑬⑦，抑肝散 ㊺，黄連解毒湯 ⑮
　　　それぞれ2週間毎食前に投与

頓服で飲んでも良いと処方箋に加筆．黄連解毒湯 ⑮ が最高だと言いました．

解説

　もしも西洋医学的入眠剤を既に飲んでいれば，それは続行です．西洋医学的入眠剤を止めて，漢方薬だけで頑張ると，漢方薬が有効かどうかが釈然としません．もしも飲んでいない時は判断がしやすいですね．そして，**不思議なことに毎食前に内服する方法も，頓服で不眠時に内服する方法もともに有効なことがあります．**そこで上記のように説明しています．加味帰脾湯 ⑬⑦ は参耆剤ですので元気もなくて眠れない時，抑肝散 ㊺ は攻撃的な気持ちが高ぶって眠れない時，黄連解毒湯 ⑮ は頭がさえ過ぎて眠れない時などをヒントに選んでいますが，忙しい患者さんにはこのように，複数処方して自分でその効果を判断してもらうことも良い方法と思っています．

　僕自身も不眠となることがあります．そんな時，僕は上記3種類のどの漢方薬を頓服で内服しても良く眠れます．

柴胡剤で熟眠感
柴胡はトランキライザー

こんなこともあるんだ!

CASE 93 40歳代 男性 肥満

肥満の治療で大柴胡湯❽を長期間内服している.
「〇〇ヵ月××ダイエットというのは無効ですよ．だって，〇〇ヵ月したら止めるのですから，当たり前のように元の体重に戻ります．**一生続けられる生活習慣と心の持ちようの改善をしてください**」
「頑張ってますよ．バランス良い食事にして，腹八分目で，間食はしないで，甘い清涼飲料は禁止ですよね？」
「そうです．漢方は日常生活の管理をしっかりした人に有効です」
「一般人は運動では痩せないんですよね？」
「運動は痩せやすい体を作るためのものです．**運動だけでは一般人は痩せません**．できる範囲でいいですよ．早足の散歩でも」
「あの漢方薬は熟眠感が増しますか？」
「柴胡という生薬が入っていますので，熟眠感も増しますよ」

解説 柴胡を含む漢方薬で熟眠感が増すことは度々経験します．西洋薬の睡眠薬的気分で飲むとあまり効きません．体全体の症状が改善する一環として熟眠感が増したり，肩こりが軽快したり，便通が良くなったりします．
　肥満には大柴胡湯❽をよく処方します．自分が大柴胡湯❽と桂枝茯苓丸㉕で20 kg以上痩せたから愛着があります．効果も患者さんに表現しやすいので**自分や家族で著効した漢方薬は，やはり使い方が上手になります**．

> **僕の考え**
> 　肥満は心の病と思っています．摂取カロリーが必要カロリーよりも多いから起こる現実です．これを理解できるかです．一般人は運動では痩せません．フルマラソンをしても脂肪はやっと500 g前後減るだけです．運動は痩せやすい体を作るため，漢方的には少しでも実証の体を作るためと考えています．漢方はあくまでも生活習慣の改善の後にあります．

「結構おいしいですよ」片頭痛に呉茱萸湯㉛

こんなこともあるんだ!

CASE 94　30歳代　女性　片頭痛

「呉茱萸湯㉛，おいしいですよ」
「では，しばらくだまされたと思って飲んでください」
(数ヵ月後)「先生，アマージ®(トリプタン製剤)の内服回数が減りました」
「毎食前と，片頭痛時に頓服で飲んでいますが，それでいいですか？」
「あなたの長年付き合っている片頭痛が少しでも楽になるのであれば，どのように飲んでもいいですよ」
(1年後)「体調が悪い時，仕事で疲れた時，ストレスの時に片頭痛が出ますが，他はほとんど出なくなりました．でもアマージ®はお守りとして持っています」
「今のアマージ®はいつのものですか？」
「3ヵ月前に処方してもらったものがまだ残っています」

解説

片頭痛の漢方でのファーストチョイスは呉茱萸湯㉛です．片頭痛の診断は頭痛の専門医にお任せして，僕はトリプタン製剤を内服している患者さんには呉茱萸湯㉛の内服を勧めています．発作の頻度が低下することがあるからですね．そして呉茱萸湯㉛を処方した時の楽しみは，再診時の呉茱萸湯㉛の味に対する感想です．呉茱萸湯㉛は結構苦いですね．煎じ薬に比べればエキス剤はまだ飲みやすいですが，やっぱり苦いのです．**再診時に「あの漢方薬はおいしいですよ」とか，「苦いですが飲めますよ」という反応の患者さんには少々長い期間，処方して結果を見ています．**一方で「苦くて苦くて飲めません」という患者さんでは五苓散⑰や当帰芍薬散㉓などを使用しますが，あまり手応えはありません．漢方では「良薬口に苦し」ではないと思っています．**少なくともまずく感じる漢方薬はあまり効かないと思っています．**こんなことが科学的に証明できると楽しいですが．

「僕の頭痛にはやっぱりロキソニン®がいいな」

自分や家族に漢方を！

CASE 95　50歳前後　男性（自験例）　頭痛

若い頃よりの頭痛持ち．月に1〜2回ぐらい．
漢方に興味があり，頭痛時にいろいろと漢方薬を試す．
葛根湯❶，呉茱萸湯㉛，五苓散⑰，香蘇散⑳，半夏白朮麻湯㊲，桂枝茯苓丸㉕頓服で内服するもどれも効かない．
頓服では，ロキソニン®が確実に有効．
ところが，日頃から大柴胡湯❽を飲むようになって，頭痛の頻度は激減した．

解説

漢方薬でも西洋薬でもどちらでもいいのですね．楽になるのであれば． これは自分の例です．漢方に興味を持つようになって，時々起こる頭痛にはいろいろな漢方薬を試しました．でもどれも即効性はありませんでした．やっぱり僕の頭痛にはロキソニン®です．

頭痛の専門家に伺うと，痛み止めの頻用は薬剤誘発性の頭痛を誘導するので禁忌だそうですが，それは1日のうちにたくさんの痛み止めを内服する結果で，月に何回か飲む程度であれば西洋医学的鎮痛薬で問題ありません．**洋の東西を問わず有効なものを利用すれば臨床では必要十分です．**

驚いたことは大柴胡湯❽を長期内服して，頭痛はめったに生じなくなりました．まれに頭痛が生じると，もちろん今でもロキソニン®を飲んでいます．

マメ知識　蘇葉（そよう）

蘇葉はシソの葉のことで漢方では「赤シソ」を使用します．魚やカニなどによる中毒症状の解毒に用いることもあります．お刺身に紫蘇の葉が入っていますが，昔の人の知恵と思います．蘇葉には気の巡りを改善する作用があり，蘇葉が処方名と関係する漢方エキス剤は香蘇散⑳，参蘇飲㊻などです．

腰椎麻酔後の頭痛 五苓散⑰の無効例

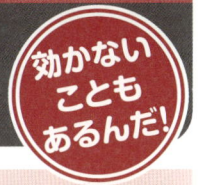

効かないこともあるんだ!

CASE 96 下肢静脈瘤で腰椎麻酔の手術を受ける患者さんに

「腰椎麻酔をすると手術後に頭痛が生じることがあります．そんな頭痛が漢方薬の五苓散⑰で防止できると言われています．漢方が嫌いでなければ飲んで頂けますか？」

臨床研究

五苓散⑰を投与した 79 人で腰椎麻酔後の頭痛が生じた人は 19 人でした．つまり 24.1％の患者さんで頭痛が生じました．一方で，五苓散⑰を飲んでいない患者さん 167 人では，手術後の頭痛は 23 人で，13.8％でした．つまり五苓散⑰を内服した人の方が，腰椎麻酔後の頭痛の発生頻度が高いのですね．**少なくとも頭痛の発症防止効果はありませんでした．**これは全例に投与した結果ですので，五苓散⑰で有効な患者さんを選び出す方法を講じれば，有効性が高まる可能性があります．漢方的には五苓散⑰証の人を選び出すと言います．腰椎麻酔後の頑固な腰痛が軽快したという症例報告は少なからずあります．そんな困った時に使用してみる方法もありでしょうが，腰椎麻酔後の頭痛は無処置でも通常は軽快します．自然経過による軽快過程ではなく漢方薬が本当に有効であったと示すことは難しいですね．**自然経過で治る病態での有効性の検討は難しいということです．**しかし，西洋医学的にいろいろと治療を試み，でも軽快しない症状が，漢方薬で楽になればそれは意味がある結果と思います．

【漢方の読み方　生薬の合計数を記載したもの＋他の字句】

十味敗毒湯⑥，八味地黄丸⑦，五苓散⑰，六君子湯㊸，七物降下湯㊻，十全大補湯㊽，四物湯(71)，四君子湯(75)，六味丸(87)，などがあります．六君子湯㊸と四君子湯(75)には他に大棗と生姜が含まれます．五虎湯(95)は石膏を白虎に喩えて５種類の生薬からなります．三物黄芩湯(121)は黄芩を含む３種類からなります．

「どんな夢ですか？」と訊いてみたいのに

こんなこともあるんだ！

CASE 97　20歳代　女性　悪夢

「先生，夢見が悪いのですが」
（どんな夢か訊いてみたいな……）
「昔の人も悪夢に悩んだようで，そんな漢方薬もありますよ」
　処方　桂枝加竜骨牡蛎湯㉖　4週間
（再診時）「寝付きが良くなりました．変な夢見なくなりました」
（また今回も夢の内容訊けなかったな）

解説　夢見が悪い時に飲む西洋薬はないと思います．ところが昔の人も当然，夢見が悪くて悩むこともあったのですね．未亡人が毎晩鬼と性交渉をする悪夢を見て困る時に処方したと言われるのが桂枝加竜骨牡蛎湯㉖です．僕の外来に夢見が悪い人が来ると，昔の知恵を使って桂枝加竜骨牡蛎湯㉖を処方します．本当は夢の内容を根掘り葉掘り聞きたいのですが，そんな勇気（？）がなくていつも聞けません．でも4週間の処方で結構良くなったという患者さんは少なくないですね．昔の知恵もたいしたものと思うことがあります．

　「未亡人が鬼と性交渉をする悪夢に処方した漢方ですよ」と説明することもありますが，「実は私の見ている夢もそんなものです」と答えた人はまだいません．なんだかスケベ親父の質問みたいですね．

マメ知識　**竜骨（りゅうこつ）と牡蛎（ぼれい）**
竜骨は大型ほ乳動物の化石化した骨で，主として炭酸カルシウムからなります．鎮静作用があると言われています．牡蛎は食用カキの貝殻で，炭酸カルシウム，リン酸カルシウムなどからなります．竜骨と牡蛎が処方名と関係する漢方エキス剤は桂枝加竜骨牡蛎湯㉖，柴胡加竜骨牡蛎湯⑫などがあります．柴胡桂枝乾姜湯⑪には牡蛎が含まれます．

「先生，積年の肩こり治してください」

こんな質問をされて…

CASE 98　30歳代　女性

「先生，肩こりを治してください」
「どれぐらい苦労していますか」
「何年と肩こりで苦労しています」
「そういう経過の長い慢性の肩こりには漢方薬はあまり効きません」
「肩甲骨周りの柔軟性が慢性的に悪いことが原因です．肩甲骨をしっかりと動かす努力をしましょう．水泳はできませんか？」
「水泳はね……」
「では，高いところの窓ふきとか，昔やったぞうきんでの床掃除とかはどうですか？」
「なるほど，そんなことをするといいのですね」

解説

　肩こりと言えば，葛根湯❶が有名です．しかし，慢性の肩こりに効くことはまれです．葛根湯❶は急性期の肩のこりや痛みにいいですね．たとえば寝違いなどです．慢性の肩こりは肩甲骨周りの筋肉を使用しない生活習慣が長期間に及ぶと起こります．漢方で対処するよりも，肩甲骨周りを動かすことが大切です．水泳は最高ですね．クロールでも，平泳ぎでも，バタフライでも，背泳ぎでも，すべて正しく泳げば肩甲骨周りを十分に伸展しますので，肩こりの解消には最良の方法です．しかし，外来で水泳を勧めて，実際に実行した人はほんの一握りです．そんな時は，ペットボトルを持たせて，大きく振りながら肩甲骨を動かす運動や，高い窓の掃除，昔のぞうきんでの床掃除などを勧めています．ともかく生活からくるこりですので，生活の改善が大切なのです．**漢方は養生の1つです．生活習慣をそっちのけにして漢方だけで治そうというのは無理なことが多いですね．**

マラソンランナーの痛みに なんとかうまくいった！

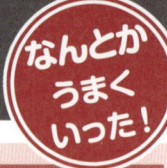

CASE 99 40歳代　女性

マラソンを始めて数年経つ市民ランナー．走るとアキレス腱が痛いと訴える．整形外科では抗炎症剤をもらっている．整形外科の先生は，「しばらくマラソンは控えるように」と忠告している．
なんとか次のマラソンを完走したいと僕の外来を受診．
数km走るとアキレス腱が痛くなり歩いてしまうのでどうしてもと懇願されて，処方．

処方 越婢加朮湯㉘

すると7日後のフルマラソンに完走できたと嬉しそうに訪れた．

解説

　これは僕がトライアスロンを始める前の症例です．つまりスポーツに対して全く理解がない医師のやったことです．西洋薬剤の痛み止め（NSAIDs）でまだ痛みが残る時に，昔の漢方の痛み止めである麻黄剤が有効なことがあります．麻黄を含めばどれも鎮痛効果がありますが，麻黄の量が最も多い越婢加朮湯㉘を処方しました．その結果，運良くマラソンを完走できたのですね．
　さて，この対処は間違いですね．正しく走れば痛みは出ません．彼女の走り方に問題があるので，整形外科の先生がマラソンの中止を勧告したのはまったく正しいのですね．正しく走れば，正しく休養すれば，痛みは出ません．**このケースでは医師よりも必要なのは正しい走り方を教えてくれるスポーツトレーナーだと思います．**

僕の想い

　「トライアスロン始めませんか」と言われると，多くの人は自分とは無関係だなと感じるでしょう．そんな心の動きが漢方嫌いの時の自分が漢方を勧められた瞬間と妙に似ています．「ご冗談を！　別世界の話でしょ」，「いまさらやれと言われてもね」，「実はちょっと興味はあるけれど，やり方が全くわからない」といったイメージです．

整形外科医が自分のぎっくり腰に芍薬甘草湯⑱を使用

自分や家族に漢方を！

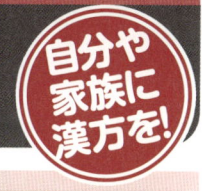

CASE 100　30歳代　男性　知人の整形外科医　ぎっくり腰

最近漢方に興味がある．
自分自身がぎっくり腰になり，まず，NSAIDsにて痛みに対応する．

処方① 芍薬甘草湯⑱ 併用

少し痛みは楽になりました．その後，

処方② 疎経活血湯㊺ ＋ 芍薬甘草湯⑱ 毎食前

約7日で軽快しました．

解説

芍薬甘草湯⑱は急性の痛みには結構有効と言われています．**横紋筋，平滑筋を問わず，筋肉の攣縮様の痛みに著効することがあります．**よく知られているこむら返りの他，尿管結石，ぎっくり腰，生理痛，下痢，腹痛，夜泣き，しゃっくりなどにも有効なことがあります．しかし，一方でいつもいつも有効とは限りません．

この知人の整形外科医も漢方ファンで，外来で患者さんに漢方を多数処方していますが，半信半疑で自分の腰痛に試したそうです．そしてその後芍薬甘草湯⑱と疎経活血湯㊺を内服して良くなりました．公平な立場からすれば，別に漢方を飲まなくても自然経過の一部として治っていったんじゃないの，とも受け取れます．漢方は西洋医学の補完医療という立場では，漢方好きの先生や患者さんがまず西洋医学の治療を受けた上で併用して，その体感を集めていけば自ずと結論は出るのではないかと思っています．体感が一番ということです．整形外科の医師が，自分の過去のぎっくり腰の経過と比べて，芍薬甘草湯⑱の効果を体感したという症例です．

マメ知識　芍薬（しゃくやく）

芍薬は観賞用の花で有名なシャクヤクの根です．芍薬が処方名と関係する漢方エキス剤は芍薬甘草湯⑱，当帰芍薬散㉓などがあります．

閉塞性動脈硬化症にも当帰四逆加呉茱萸生姜湯㊳を

こんなこともあるんだ！

CASE 101 70歳代　男性　閉塞性動脈硬化症で通院中

西洋医学的プロトコールに従い抗血小板剤を内服中．症状は間欠性跛行と下肢の冷え．
「先生，足の動脈が詰まっているんだよね．手術はしたくない．薬をもらって 100 m で痛くなった足が 150 m ぐらいは歩けるようになった．ほかに薬，ないのかい？」
「試しに漢方薬を処方してみましょう」
処方 当帰四逆加呉茱萸生姜湯㊳
（3 ヵ月後）「漢方薬でもっと歩けるようになった．そして冷えがだいぶ楽になった」

解説　僕が漢方に興味を持ち出した頃の症例です．当帰四逆加呉茱萸生姜湯㊳ が腰痛には有効ということは知っていました．ある本には閉塞性動脈硬化症に有効と書いてあるではないですか．血管外科医としてそんなことはあるはずないと思っていました．動脈が詰まっている症状なのに漢方で血流が改善するはずがないと．昔の人は腰部脊柱管狭窄症による間欠性跛行も，閉塞性動脈硬化症による間欠性跛行も区別がつかないから，当帰四逆加呉茱萸生姜湯㊳ が腰部脊柱管狭窄症の腰痛に効いて，その効果を血管性の跛行改善と混同していたのだろうと思っていました．西洋薬剤である程度歩行距離が伸びた患者さんに漢方薬を追加して感謝されました．

臨床研究　トレッドミルを使って臨床研究をして，デジタル的にも有効性を確認して，2011 年の日本内科学会で発表しました．当帰四逆加呉茱萸生姜湯㊳ の血管性跛行での有効性を確認できたので，今は閉塞性動脈硬化症に初診時から抗血小板剤＋当帰四逆加呉茱萸生姜湯㊳ を処方しています．

慢性腰痛には疎経活血湯㊸ 結構喜ばれる頻度高い

処方の知恵

CASE 102　80 歳代　男性　慢性腰痛で通院中

処方①　牛車腎気丸⑩⁷　4 週間
あまり手応えなし．

処方②　当帰四逆加呉茱萸生姜湯㊳　4 週間
またあまり手応えなし．

処方③　疎経活血湯㊳　4 週間
「これはちょっといいかな」
（2 年間継続投与）「腰痛，徐々に良くなりました．だいぶ良くなりました．ずっと飲んでいいですか？」
「良かったですね．あなたの体に合っている漢方ですね．ずっと飲んでくださいね」

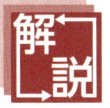

解説

慢性腰痛では，疎経活血湯㊳，牛車腎気丸⑩⁷，当帰四逆加呉茱萸生姜湯㊳ などが著効することがあります．講演会などで，**「それぞれ 4 週間ずつ投与して，そして 3 ヵ月後に一番効いたものを長く投与することも結構いいですよ」**とお話ししています．その実際の例ですね．漢方的な知恵で，より有効なものを選び出していく方法も有用でしょうが，それでいつも適切なものに当たるとは限らないのが漢方のアナログ感と思っています．そうであれば，自分なりの順番で処方していってもいいですね．初老期の訴え全般には牛車腎気丸⑩⁷，冷えや間欠性跛行があれば当帰四逆加呉茱萸生姜湯㊳，運動などによる腰痛は疎経活血湯㊳ としています．ちなみに疎経活血湯㊳ は過度の性交渉で腰や膝が痛い時に使うと昔は言われていました．患者さんと一緒に適切な漢方薬を探すというリラックスした姿勢が大切と思っています．

> **僕の考え**
> 漢方がRCTで有意差を持って偽薬に勝つことを願っています．もしも，有意差を持って漢方薬が有効という結果が出た時は，次には「漢方が生薬単独よりも有効か」が問われます．生薬単独でよければそれで十分ですから．

変形性膝関節症には越婢加朮湯㉘を併用したいが…

処方の知恵

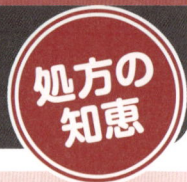

CASE 103　70歳代　女性　水太り体型　変形性膝関節症

処方①　防已黄耆湯⑳

（再診時）

「あんまり，いや，ほとんど効きません」

「では，今日からもう1つ漢方薬を追加しますね．今日処方する漢方薬は**人によってはムカムカ・ドキドキします**．その時は止めてくださいね」

処方②　防已黄耆湯⑳＋越婢加朮湯㉘

（再診時）

「少し良いようです．ムカムカ・ドキドキもしません」

「では続行しますね．体調が悪いと不快な作用が出ることもあります．変なことが起これば，越婢加朮湯㉘という漢方をまず止めてみてください」

その後，長期投与して問題なく経過しています．

解説

防已黄耆湯⑳は虚証の薬，越婢加朮湯㉘は実証の薬です．漢方では虚実は混在しているといった説明をして併用することがあります．水太りの方で変形性膝関節症があれば防已黄耆湯⑳は有名な選択肢です．ところが防已黄耆湯⑳単独で軽快する人は多くはありません．それほどの期待をしないで防已黄耆湯⑳は処方しています．つまり将来的には越婢加朮湯㉘を加えたいのですね．水太りの人は筋肉量が相対的に少ないので虚証です．麻黄が飲めない可能性があるのですね．しかし**実際に飲んでもらわないとわかりません．**1日1包を処方して半包ずつ朝晩と慎重に処方を始めてもいいですし，毎食前3回と処方して「何かあれば中止，減量」と言い含めて処方する方法もありです．結構なお年寄りでも越婢加朮湯㉘は飲めるんだと最近は思っています．しかし麻黄剤ですので，血圧が上昇することがあります．高齢の方への長期投与は慎重に行いましょう．

打撲や皮下出血に桂枝茯苓丸㉕は有効か？

効かないこともあるんだ！

CASE 104　60歳代　女性　下肢静脈瘤の日帰り手術

「今日の手術は局所麻酔で大伏在静脈を鼠径部から膝まで引き抜きます．皮下出血が生じます．1週間から10日がもっともひどく，その後自然に消失します．皮下出血の程度を軽くするために，桂枝茯苓丸㉕という漢方薬を飲んでください」

処方 桂枝茯苓丸㉕

（7日後に外来で抜糸）
「皮下出血あまりないですね．漢方薬が効いたのですね」
「多数の人を比べるために写真を撮らせてくださいね」

臨床研究

こんな印象が本当かどうかを実際に**臨床研究**で調べてみました．手術7日後に下肢の写真を撮ります．漢方を飲んだ人と飲まない人が含まれています．くじ引きで決めるのではなく，本人の意思で飲む飲まないを決めました．そして写真を複数の第三者が見て，皮下出血の有無と程度を5段階で評価します．0はまったくなし，5は相当広範囲な皮下出血です．そして僕が，桂枝茯苓丸㉕を飲んだ人と，飲まない人で点数を見比べるものです．

桂枝茯苓丸	出血斑あり	0（なし）	1	2	3	4	5（広範囲）
投与群	33/ 45例　(73.3%)	12	19	7	5	2	0
非投与群	84/147例　(57.7%)	63	42	30	12	0	0

上記のように7日後の皮下出血斑をエンドポイントにすると桂枝茯苓丸㉕には皮下出血を抑える効果はなかったと結論されました．実際に診療に携わっている医師にも桂枝茯苓丸㉕が効いているという体感はありませんでした．エンドポイントを変えると差が出るかもしれませんが，愛誠病院下肢静脈瘤センターでは医師に効いた感覚がないので桂枝茯苓丸㉕はこの目的では現在使用されていません．

附子増量で効果も出るが副作用も 最初は1g毎に増量を

処方の知恵

CASE 105　70歳代　男性　頸椎損傷後

7年前に自宅階段から転落し頸椎損傷．一生四肢麻痺が残ると言われたが，その後なんとか回復し，右半身の麻痺，しびれ，痛みが残る．最近症状が固定してしまった．もっと良くなりたい．

処方 牛車腎気丸 107　8週間，
　　　 その後附子末を1日量1gから4週毎に増量

4gで下痢となったので3gで維持．
その後，麻痺は徐々に解消に向かう．
毎年毎年元気になる．

解説　九死に一生を得て，頸椎損傷の後遺症と闘病している患者さん．西洋医学的には一段落し，その後漢方でますます良くなった症例．牛車腎気丸 107 には附子が1日量で1g含まれています．附子はトリカブトを減毒して作られますが，減毒技術が進歩しているので過剰な心配は無用です．ところが減毒技術が進歩したということは附子の作用も少々控えめとなっているのではと思います．つまり昔の牛車腎気丸 107 よりも現代の牛車腎気丸 107 は効きが悪いのではと思っているのです．そして**附子を加えた方が漢方薬の効果は増強します**．そこで，附子の増量を是非行って頂きたいと思っています．多量を短期間使うことが有効ですが，それは附子の使い方に精通してからです．安全第一のモダン漢方の立場では，2～4週毎に1日量で1gずつ増量していけばいいのです．効果が出るまで，不快な作用が出るまで増量しましょう．そんな維持量で長期間使用して成功した例です．片麻痺などには桂枝加朮附湯 18 が有効なこともあります．

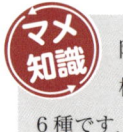

マメ知識　附子を含むツムラ漢方エキス剤は，牛車腎気丸 107，八味地黄丸 7，桂枝加朮附湯 18，真武湯 30，大防風湯 97，麻黄附子細辛湯 127 の合計6種です．

坐骨神経痛に牛車腎気丸❿+附子増量

処方の知恵

CASE 106　60歳代　男性　間欠性跛行・坐骨神経痛

処方①　当帰四逆加呉茱萸生姜湯 ❸
4週後に全く変化なし．

処方②　牛車腎気丸 ❿
膝の痛みが少々楽に．6ヵ月続行し，その後附子を2g併用．
不快な作用なし．なんとなくいい．
4週間毎に1g毎に増量

処方③　牛車腎気丸 ❿ ＋附子6g
ものすごくいい．おならがたくさん出るが臭くない．

解説

　附子は1日量で6gぐらいまでは通常飲める人が多いです．不快な作用としては，下痢，ムカムカ，ドキドキ，舌のしびれ，発汗などを訴えます．附子の増量ができるようになると，漢方の有効性が格段に上昇しますので，ますます楽しくなりますね．**「何かあったら止めてください」**というモダン漢方の処方の鉄則を守れば大丈夫です．でも心配ですね．そんな時はまず自分で附子2gをお茶碗に入れてお湯で溶かして飲んでみてください．自分で飲むと附子の怖さがなくなります．附子を含んでいる漢方薬では当然に附子を増量した方が効きますが，附子を含んでいない漢方薬も少量の附子を加えると効果が増強します．

　附子を飲むとオナラがたくさん出るのですね．この症例で経験しました．でも臭くないので腸の動きが快調な証拠と思っています．

マメ知識　木通（もくつう）

アケビのつるです．当帰四逆加呉茱萸生姜湯 ❸，消風散 ㉒，通導散 ⓳，竜胆瀉肝湯 ㊻ などに含まれています．

「まだ効かないよ，先生」

CASE 107　60歳代　男性　しびれ　歩行困難

糖尿病，透析，典型的な糖尿病性神経障害を訴える．
なんとなく強面の人で，ちょっと取っつきにくい．
「先生，足の裏がしびれる．透析の先生はまったく相手にしてくれないので，漢方でいいから治してくれ」
（なんか感じが悪いな．嫌だな）　フローチャートに従って処方．

処方　牛車腎気丸 107

（再診時）「先生，まったく効かない」
「少しも良いことないですか．スカッと効くことは少ないので，何となくでも良ければ継続したいのですが…」
「まったくダメだ」
「では今日から附子という薬を併用しますね．トリカブトを減毒したものです．1日1gから4週間毎に増量していきます．2, 3, 4, 5, 6gと」
（その後，附子の量が3gとなって）
「先生，突然，スカッと効いた．附子3gで効いた．すごい」
強面だった人が，妙に優しいいい人になった．病気で強面となっていたんだな．外見で嫌な人だと思ってしまって申し訳ない気持ち．

解説

　附子が使えるようになって，僕の漢方薬での治療は効果が増強しました．守備範囲が広がりました．**是非，附子の使用に慣れてください．**最初は，怖々1日量で1g，4週間毎に増量すれば安心です．下痢，ムカムカ，ドキドキ，発汗，舌のしびれなどを訴えれば減量すればいいのです．

> **僕の考え**
> 　漢方が西洋医薬品と同等の有効性があれば臨床試験をやるべきです．でも漢方はいろいろな処方があることでその欠点を補っています．漢方薬が臨床試験を経ずに保険適応とされていることは致し方ないことなのです．

ない足が痛い

なんとかうまくいった！

CASE 108 70歳代 女性 38 kg 幻肢痛

右下腿切断後の幻肢痛，糖尿病，透析．
68歳時に動脈閉塞にて右下腿を切断．その後幻肢痛あり．

処方① 桂枝加朮附湯⑱　不変
処方② 桂枝加朮附湯⑱＋牛車腎気丸⑩⑦　不変
処方③ 桂枝加朮附湯⑱＋当帰四逆加呉茱萸生姜湯㊳　不変

附子を増量するも，ムカムカするので中止．
不変だが桂枝加朮附湯⑱＋当帰四逆加呉茱萸生姜湯㊳の続行．
試しに，トラムセット®＋プリンペラン®を始めるも，吐き気で飲めず．
結局は桂枝加朮附湯⑱＋当帰四逆加呉茱萸生姜湯㊳を継続したところ痛みは楽になり，しびれのみになりました．

解説

糖尿病・透析で闘病歴が長く，体重38 kg，どう見ても実証ではありません．整形疾患の痛み止めとして越婢加朮湯㉘などの麻黄剤をまず試したいところですが，諦めました．桂枝加朮附湯⑱から始めて，併用も試みましたがなかなか奏功しません．附子の増量は消化器症状が現れて無理．トラムセット®を試すも，吐き気でまったく飲めません．結局，桂枝加朮附湯⑱＋当帰四逆加呉茱萸生姜湯㊳の長期投与でなんとか痛みは楽になりました．西洋剤でも何でも試してみたい．ともかく幻肢痛が痛くて眠れないと困っていました．本当に少しでも良くなってくれて良かった症例です．

【漢方の読み方　漢方薬に生薬を加える】
まず○○湯加生薬のパターンです．葛根湯加川芎辛夷❷，抑肝散加陳皮半夏㊳，小柴胡湯加桔梗石膏⑩⑨，桂枝茯苓丸加薏苡仁⑫⑤などです．

いろいろ漢方薬を試し，最後はトラムセット®ですべて解決

治ればいいよね！

CASE 109　27歳　男性　いろいろな痛み

両手が痛い，両膝が痛い，足の指・太ももが痛い，冷えもあると訴えて来院．便秘傾向で，食欲あり，眠れる．
（訴えが多くちょっと困る…便秘傾向にて大柴胡湯❽は飲めるだろう）
そこで，困った時の柴胡剤＋駆瘀血剤の知恵で，処方．

処方①　大柴胡湯❽＋桂枝茯苓丸㉕

4週後の再診時，前より痛み軽い．靴下が3枚に減った．すごく痛いのは軽くなる．でも臀部の痛みは残る．同じ処方を続行．
1年後の再診時，両手の甲が痛いのが困る．他の痛みは治ったがこれだけしばらく不変．（これ以上は無理かな，困ったときの奥の手で処方）

処方②　柴胡桂枝湯⑩

（再診時）ちょっといいようだと言うので，半年間処方．
今度は足の裏が，両側，氷水につけている感じと訴える．脈は触れる．冷えが主訴に変化した．

処方③　当帰四逆加呉茱萸生姜湯㊳に変更

ちょっといいと言うので，附子を3gに増量．
足の裏が痛い．冷えはいい．

処方④　牛車腎気丸⓯＋附子3g

相当よくなるものの，手をキューと握られているような感じがとても困る．

処方⑤　処方④続行＋トラムセット®＋プリンペラン®

この痛みがほとんど楽になる．

解説　経過の長い患者さん，最初はちょっと変な人かと思ったが，実はまじめな人．大変良い患者・医師関係になりました．患者さんは当方を相当信頼・信用してくれています．

むち打ち症にも漢方有効

しめしめうまくいった！

Case 110　30歳代　女性　むち打ち症の後遺症

「交通事故でむち打ち症を患ってから，首から手が痛くて，日常生活が思うようにこなせません．自転車にも乗れません」
「整形外科の先生は何と言ってますか？」
「頸椎症とか言われています．受傷から1年以上経っていますので，簡単には治らないだろうと言われています」
「では，ダメもとで漢方薬でも試してみましょうか」
「治るのであれば，楽になるのであれば何でも試します．漢方薬をよろしくお願いします」

処方 葛根湯❶＋桂枝加朮附湯⓲＋桂枝茯苓丸㉕

1ヵ月後，少し楽になる．
3ヵ月後には，自転車に乗れるようになる．
その後は徐々に日常生活ができる範囲が広がったと喜んでくれた．

解説

首から上肢に及ぶしびれや痛みは，もちろん整形外科の診療領域ですが困っている患者さんが少なからずいます．そんな時に，葛根加朮附湯は結構有効です．葛根加朮附湯はツムラのエキス剤にはなく，葛根湯❶と桂枝加朮附湯⓲を合わせて葛根加朮附湯に近い処方にします．そして，経過が長い時には，桂枝茯苓丸㉕を併用します．そうすると**例外的に最初から漢方エキス剤が3剤処方されることになります**．

僕の想い

整形外科領域の訴えは，結構相談されます．整形外科の先生には相当感謝していますが，もっと良くなりたいという相談が多いです．また，整形外科的な診断には納得しているが，なんとかならないかといった相談もあります．そんな時に，西洋医学の補完医療として漢方エキス剤を使用するというモダン漢方の出番となります．ともかく，症状が少しでも楽になればいいのですから，リラックスしていろいろと漢方薬を試すといいと思っています．

加味逍遙散㉔は更年期障害の特効薬，男性でも有効

しめしめうまくいった！

CASE 111　70歳　男性　様々な悩み

「近所の内科診療所に通院していたが一向に良くならない」手足がほてる，よく眠れない，トイレが近いなど，原因不明の様々な体調不良に悩んでいた．そこで，初老期の訴えに有効な処方．

処方①　牛車腎気丸⑩7　4週間

ところが4週間後，「良くならない」と不満気だ．次に，手足のほてりに効くとされる，

処方②　三物黄芩湯⑫1 に変更

4週間試してもらったが，やはり症状の改善は見られなかった．診察時に話をじっくり聞くと，日常の出来事にくよくよしたり，様々な事柄に不満を感じていることがわかった．女性の更年期障害に見られる精神状態に近いと感じたため，

処方③　加味逍遙散㉔

すると徐々にいろいろな症状は軽快に向かった．

解説

加味逍遙散㉔は女性の更年期障害の薬として，漢方を少し知っている医師や薬剤師には認識されています．添付文書にも女性の病気の記載ばかりです．ところが昔は，**「とかく申し分の絶えざる者」に用いたそうです．つまり男性でもいいのですね．** 女性の更年期に縛られることもありません．20歳〜80歳以上まで何歳でもいいのですね．とかく申し分の絶えざる者とは，今で言う更年期障害もどき，自律神経失調症もどきとの理解で良いと感じています．注意点は，男性に処方する時には，「薬剤師の先生は添付文書に従って女性の病名を羅列するかもしれませんが，処方間違いではありません．この薬はあなたの症状を治す薬ですから」と念を押しておかないと，処方ミスと怒鳴り込まれることがあります．そんな経験を数回しました．

月経前緊張症に抑肝散(54)が無効 そして女神散(67)が有効

しめしめうまくいった！

CASE 112 20歳代　女性　華奢　生理前のイライラ

「生理の前に，イライラして勉強が手につきません．怒りっぽくなって落ち着きません．なにかいい漢方ありませんか？」

処方① **抑肝散(54)**

（再診時）「まったく効いている気がしません．イライラするし，怒りっぽくなるし，落ち込むし，寂しくなるし……」

処方② **当帰芍薬散㉓**

（再診時）「少し良いようですが……．まだ，勉強が手につきません．落ち着かない．そわそわする」

処方③ **女神散(67)**

（再診時）「なんとか落ち着きました」

解説

婦人科関係の訴えは少々困ります．自分で経験したことがないからですね．想像もできません．たくさんの患者さんからの成功と失敗の積み重ねで上手になると思っています．まず怒りっぽいというキーワードで抑肝散(54)を出しました．次は，ともかく女性で生理に関する訴えですので当帰芍薬散㉓を処方しました．じつは気丈なところがあり女神散(67)としてなんとかなりました．女性の場合はいろいろと試していくしかないと思っています．ともかく，困れば女性の3大処方である当帰芍薬散㉓，加味逍遙散㉔，桂枝茯苓丸㉕は必ず考慮すべきです．最近は便秘傾向の女性の時は桃核承気湯(61)も気に入っています．また女神散(67)はその次のチョイスとして重宝しています．**たくさんの症例から学ぶしかないですね．特に自分で経験できないことは．**

僕の考え

ワイン用ブドウは同じ品種でも採れた場所・年で品質が異なります．生薬も同じですね．生薬の成分が昔と全く同じとするには無理がありますね．脈々と有効性が継続していることに意味があります．

生理時の静脈瘤の痛みに
当帰芍薬散㉓

しめしめうまくいった！

CASE 113　30歳代　女性　静脈瘤の痛み

「先生，太ももの内側，この部分が紐状に生理の時に痛いのですが？」
「これは静脈瘤の原因となる大伏在静脈が生理の時に痛むためです．静脈瘤が比較的軽度の人にまれに起こります．西洋医学的な鎮痛剤であるバファリン®を少量飲んでも効きますし，漢方薬の当帰芍薬散㉓も有効です」
「では，まず漢方薬を試してみたいです」

解説

　生理の時に大伏在静脈に沿って痛むことがあります．漢方を知るまでは小児用のバファリン®を投与していましたが，最近は「生理の時に」というキーワードから当帰芍薬散㉓を処方しています．チョイスが増えたということで，どちらでも試して患者さんが有効な方を選択すればいいと思っています．

　当帰芍薬散㉓は女性というだけで使用頻度が高い薬です． 女性の訴えにはなんでも当帰芍薬散㉓が有効な可能性があります．当帰・芍薬・川芎・茯苓・蒼朮・沢瀉の6種類から構成されます．前半3つは駆瘀血効果，後半3つは利水効果です．つまり当帰芍薬散㉓は駆瘀血剤＋利水剤です．

【漢方の読み方　構成生薬のいくつかを並べて記載する】

　記載されているものの他にも構成生薬が含まれます．柴胡桂枝乾姜湯⑪，半夏厚朴湯⑯，防已黄耆湯⑳，当帰芍薬散㉓，桂枝茯苓丸㉕，大黄牡丹皮湯㉝，半夏白朮天麻湯㊲，荊芥連翹湯㊿，升麻葛根湯⑩⑪などは，字の通りですね．参蘇飲㊻は人参と蘇葉を含みます．香蘇散⑰は，香附子と蘇葉を含みます．芎帰膠艾湯⑰は川芎・当帰・阿膠・艾葉を含みます．

つわりに小半夏加茯苓湯㉑が無効
やっぱり点滴入院

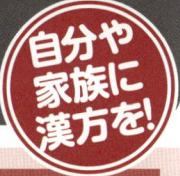

自分や家族に漢方を!

CASE 114　20歳代　産婦人科の女医さん　つわり

自分自身が妊娠し，つわりに苦しむ．漢方にも興味があり．

処方 小半夏加茯苓湯㉑

エキス剤をお湯に入れ，電子レンジで完全に溶かす．そして冷蔵庫で冷やし，頻回に内服した．
吐きながらも少量の内服を繰り返すも，無効．
結局は入院し，禁食，点滴で対処した．

解説

　　点滴という医療手段がない時代，なんとかつわりを改善しようとして使用した漢方薬の代表選手が小半夏加茯苓湯㉑でした．現代西洋医学を学んだ産婦人科の先生が，そして漢方に興味がある女医さんが自分自身に使用してくれましたが，無効だったようですね．点滴入院という治療手段があるのですから，それを選べばいいのですね．
　一方で，ご主人が漢方に興味がある医師で，奥様のつわりに小半夏加茯苓湯㉑を処方して著効しました．感謝された例ですね．漢方の打率は西洋医学の処方に比べてどんなに努力をしても高くはないと僕は思っています．**その欠点を処方を変えること，処方に診断させることで補っていると思っています．**

マメ知識　茯苓（ぶくりょう）

　茯苓は各地に自生する松の樹を切り倒した後の根に寄生するサルノコシカケ科のマツホドの菌核です．茯苓は利水作用があり，また鎮静作用もあると言われています．茯苓が処方名と関係する漢方エキス剤は桂枝茯苓丸㉕，茯苓飲㉙，苓桂朮甘湯㊴，苓姜朮甘湯⑱，苓甘姜味辛夏仁湯⑲などです．

乳腺痛に当帰芍薬散㉓が無効 桃核承気湯㉖が有効

しめしめうまくいった！

CASE 115　30歳代　女性　乳腺痛

乳腺の痛みがあり受診．
乳腺外科では超音波検査やマンモグラフィーを施行されて乳癌ではないと言われた．しかし，乳腺痛に対する処置はまったくされずに終了．そこで漢方を希望して来院した．
生理時に乳腺痛は悪化するとのヒントから処方．

処方①　当帰芍薬散㉓

しかし，痛みは不変．そこで便秘傾向にて，桃核承気湯㉖は飲めると判断．

処方②　桃核承気湯㉖

すると乳腺痛は次第に良くなり，あまり気にならなくなった．

解説

　生理・妊娠・出産で悪化する症状には当帰芍薬散㉓と言われています． この鉄則に従って当帰芍薬散㉓を処方しましたが，乳腺痛には効きませんでした．そんな時は他の駆瘀血剤の投与を検討します．便秘傾向でしたので，大黄を含む桃核承気湯㉖が飲めると判断して処方し，気にならない程度に落ち着きました．
　患者さんは乳腺痛を主訴に乳腺外科を受診したのですが，乳腺外科は乳癌ではないという診断をして終了です．訴えを治してもらいたい患者さんと，病気を治療する医療サイドの不一致という典型的な満足を得られないパターンに陥ります．そんな時に漢方が有効なことがあります．

> **僕の想い**
> 　僕が日本で最初に保険医療としてセカンドオピニオン外来を行っていた10年前，こんな医療サイドと患者さんの気持ちの不一致の症例に多数遭遇しました．そして漢方を西洋医学の補完医療として使用すればすばらしいのではと思った次第です．補完医療として使用するのであれば，西洋医も漢方をもっと簡単にリラックスして処方できればいいのにと思った次第です．

「不妊に効く漢方はありませんか？」

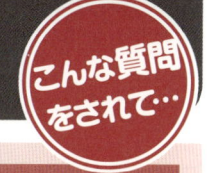

こんな質問をされて…

CASE 116　20歳代　女性　不妊

不妊を理由に漢方を希望．
「西洋医学の不妊治療はものすごく進歩しました．精子1個でも人工授精が可能だそうです．本当にお子さんがほしいのであれば，西洋医学的な治療を絶対に行ってください．そんな現代医療のない時代の精一杯の知恵が漢方です．漢方は併用しても害はありませんので，そんなつもりで漢方を飲んでください」
患者さんは，西洋医学的治療を受けて，無事出産しました．

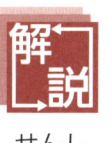

解説

世継ぎがないことは昔は大問題だったのでしょうから，漢方も多少は役に立ったのでしょうか．温経湯 ⑯ や当帰芍薬散 ㉓ などが懐妊の薬としては有名です．虚弱な人は妊娠もしませんし，当帰も胃に障ります．そんな時に六君子湯 ㊸ などで胃腸を鍛えて，そして当帰芍薬散 ㉓ が飲めるようになって，懐妊したといった症例報告はよく目にします．今や現代です．生殖医療は医療倫理の問題となるまで進歩しています．**子供が本当にほしいのであれば，そして時間が限られているのであれば，絶対に西洋医学的不妊治療が優先です．**一方でまだまだ時間があり，なんとなく子供がほしい程度であれば，漢方だけでしばらく頑張るのも悪くはないですね．

六君子湯 ㊸ は四君子湯 ㊆ ＋陳皮・半夏です．四君子湯 ㊆ は蒼朮・人参・茯苓・甘草の4つの君薬＋生姜・大棗です．蒼朮・人参・茯苓・甘草の4つの君薬を含むツムラ漢方エキス剤は，加味帰脾湯 ⑬⑦，啓脾湯 ⑫⑧，柴苓湯 ⑭，四君子湯 ㊆，十全大補湯 ㊽，六君子湯 ㊸ の6つです．

マメ知識

葛根湯 ① は1800年前の「傷寒論」で登場しています．補中益気湯 ㊶ や十全大補湯 ㊽ は1000年前にはまだ登場していません．なんだか歴史を感じますね．七物降下湯 ㊻ は大塚敬節先生が作った処方です．

「ナプキンの量減りました」

こんなこともあるんだ!

CASE 117 40歳代　女性　月経過多

「生理の量が多くて困ります．婦人科では子宮筋腫と言われていて，閉経まで頑張れば小さくなるそうなので…」

処方① **芎帰膠艾湯(きゅうききょうがいとう)(77)**

(再診時)「あまり変化ありません」

処方② **温清飲(うんせいいん)(57)**

(再診時)「あの漢方で生理用品の使用量が減りました」

解説

婦人科医ではないので，まさか自分が生理用品のお話を伺うとは思っていませんでした．芎帰膠艾湯(77)は下の出血の特効薬と言われていました．尿道からの出血，肛門からの出血，膣からの出血に使用したのですね．芎帰膠艾湯(77)には四物湯(しもつとう)(71)が含まれています．四物湯(71)は血虚に有効です．むしろ血虚という言葉は，現代の貧血状態も当然に含まれていると思われますが，それ以外も含む幅広い概念です．ですから，**四物湯(71)で改善する状態が血虚として理解するのも最初はわかりやすいですね．**

四物湯(71)はいわば虚証向けの薬です．実証の患者さんの下の出血には温清飲(57)を使用したのですね．ですから，芎帰膠艾湯(77)が無効な時は温清飲(57)を試してみましょう．温清飲(57)は黄連解毒湯(おうれんげどくとう)⑮＋四物湯(71)です．実証向けの黄連解毒湯⑮が含まれている漢方ですね．

ツムラ漢方エキス剤で温清飲(57)を含むものは，温清飲(57)と荊芥連翹湯(けいがいれんぎょうとう)㊿，柴胡清肝湯(さいこせいかんとう)(80)の３つです．

マメ知識

阿膠（あきょう）

阿膠はニカワのことです．動物(ロバ)の皮膚を加熱して抽出した産物です．阿膠を精製して純度を上げるとゼラチンになります．阿膠が処方名と関係する漢方エキス剤は芎帰膠艾湯(77)です．猪苓湯㊵，温経湯(106)にも含まれています．

香蘇散⑦と半夏厚朴湯⑯の見分け 「自分でわかるよ」

こんなこともあるんだ！

CASE 118　40歳代　女性　更年期障害

数年前からなんとなく更年期障害っぽいとの訴え．

処方①　加味逍遙散㉔

大分落ち着いているが，加味逍遙散㉔を内服しても，気分がなんとも言えない状態になる．どうもうまく表現できない．トンネルに入ると思うだけで動悸がする．飛行機に乗ると思うだけで調子が悪い．説明しにくい．そこで頓服的に，

処方②　香蘇散⑦と半夏厚朴湯⑯どちらかを飲んで下さい

「自分の体に敏感になって，そして加味逍遙散㉔を飲んでも調子が悪い時に，どちらかを飲んでみてください」

すると，どちらも頓服で重宝しているという．その違いを教えてくれと尋ねるも，自分ではわかるのだが，先生には説明できない…とのこと．

（本人がそれで楽なら何よりだ！）

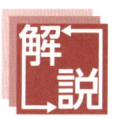

解説

こちらは勉強として，今後の処方選択の参考にするために，香蘇散⑦と半夏厚朴湯⑯との違いを知りたいのに，結局教えてもらえません．知的水準は高い人なのに，**どうも言葉では言い表せない違いがあるのでしょう．**これが漢方かなと思いました．本人自身が自分の身体意識に敏感になって得た結論が一番ですね．だって，本人のための医療ですからね．香蘇散⑦も半夏厚朴湯⑯も僕は大好きな処方です．

マメ知識

どうも漢方が効かない時に，香蘇散⑦や半夏厚朴湯⑯，加味逍遙散㉔などの気うつの薬を使用してみるという方法があります．気うつのようには見えなくても，気うつの薬が効く可能性があるという昔の知恵です．

小建中湯(99)で元気に「生理も始まり嬉しいです」

しめしめうまくいった！

CASE 119　20 歳代　女性　虚弱　無月経

37 kg　172 cm　腹診で腹直筋がピンと触れる（二本棒）

処方① **小建中湯(99)**

1 年半後に 44 kg になる．

2 年間内服し 50 kg に．二本棒なくなる．

その後，自分の判断で休薬したものの，疲れて苦しいため来院．

処方② **黄耆建中湯(98)＋当帰芍薬散㉓**

再開 1 年後に生理がくる．大学時代になくなってから初めての生理．すごく感謝される．

（腹診は荒唐無稽ではないな）

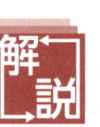

解説

小建中湯(99)はすばらしいと思った症例です．腹診が荒唐無稽ではないとわかった症例です．生理がないことと，痩せ過ぎていること以外は普通に働いている女性です．本人が元気になりたいというので参耆剤か小建中湯(99)か迷っている時に腹診所見で小建中湯(99)と決めました．**腹直筋が突っ張っており明らかな二本棒でした．**体重が徐々に増加するに従って二本棒は柔らかくなっていきました．そして体重は大学時代と同じに戻りました．元気になって自己判断で休薬して，再度調子が悪くなり，自分自身で漢方で元気になったと腑に落ちたようです．その後小建中湯(99)の派生処方である黄耆建中湯(98)＋当帰芍薬散㉓にして，今度は生理も再開しました．ものすごく喜んでいました．

漢方を学び始めた頃は腹診は荒唐無稽ではと思っていました．しかし，実例に遭遇すると「まんざら荒唐無稽なものではないんだな」とわかります．不思議なものですね．腹診がサイエンスで少しは解明できると楽しいですが，その糸口も見えません．

生理痛に駆瘀血剤ではなく，十全大補湯㊽

処方の知恵

Case 120　30歳代　女性　激しい生理痛

「生理痛が激しく，仕事を休むこともあります．漢方薬でなんとかならないでしょうか？」

「では，まず一番有効性が高いと思われる生理痛の薬を処方しますね．あなたはがっちりしているとは言えないので，まず当帰芍薬散㉓という漢方薬から試してください」

処方① 当帰芍薬散㉓

(再診時)「生理痛は楽になりません」

「では，次はがっちりタイプ向けの生理痛の薬に変更してみますね」

処方② 桂枝茯苓丸㉕

(再診時)「先生，やっぱり生理痛は楽になりません」

「今度は貧血様の症状を改善するような漢方薬を試してみましょう」

処方③ 十全大補湯㊽

(再診時)「あれはとても効きます．今後も続けたいのですが」

「有効な漢方薬に巡り会えて良かったですね」

解説

生理痛は，瘀血の症状としても，血虚の症状としても登場します．1つの症状が，2つの漢方の仮想病理概念にまたがることは，最初は理解に苦労します．漢方理論の胡散臭さの原因ともなります．そんな時は，処方選択のための漢方理論だという原点に戻りましょう．つまり，瘀血を治す薬である駆瘀血剤で治る生理痛もあれば，血虚を治す薬である四物湯㋼含有漢方薬で治る生理痛もあると理解すればわかりやすいのです．そして実際の臨床に役立ちます．当帰芍薬散㉓は虚証向けの駆瘀血剤，桂枝茯苓丸㉕は実証向けの駆瘀血剤，加味逍遙散㉔は駆瘀血効果の他，気うつも改善します．駆瘀血剤で全く改善しない生理痛には，考え方を変えて，生理痛の原因が漢方的に血虚ではないかと疑い，四物湯㋼含有漢方薬の1つである十全大補湯㊽を使用してみるといったスタンスです．漢方理論は処方選択のヒントとして使用すると，むしろ楽しく，親しみやすくなるのではと思っています．

小青竜湯⑲で足むくむ，でも花粉症に有効

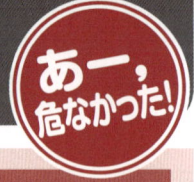

あー，危なかった！

CASE 121 30歳代 男性 花粉症

処方①　小青竜湯⑲

すごく効いたが，7日間内服すると夕方足がむくんだため，自分で7日休薬してむくみは減少．以前に防風通聖散㉒を飲んでむくんだ時と同じであった．
その後は，1日1〜2回飲んでいるとのこと．
なるほど，甘草がなく麻黄を含有する処方はなんだろう？
iPhoneアプリ*で検索．麻黄附子細辛湯⑫7 1つしかないんだな．

処方②　麻黄附子細辛湯⑫7

＊iPhoneアプリ「フローチャート漢方薬治療」新興医学出版社作成．

解説
　甘草含有漢方薬での下肢のむくみは有名ですし，注意が必要です．しかし体質によります．他院で芍薬甘草湯㉘（甘草含有量は6 g/日）を1日3回1年近く処方されても，全く問題ない人もいました．この方のように小青竜湯⑲（甘草含有量は3 g/日）を7日服用して足がむくむ人もいました．他の原因ということもしばしば経験しますが，この方は小青竜湯⑲の休薬で改善しています．そして以前に防風通聖散㉒（甘草含有量は2 g/日）の内服で同じような足のむくみの経験をしたそうです．そこで，麻黄を含み甘草を含有しない漢方薬である麻黄附子細辛湯⑫7で対処しました．小青竜湯⑲の1日2回の内服は問題ないようなので，麻黄附子細辛湯⑫7と小青竜湯⑲の合方も自分で試してみるように勧めました．

マメ知識　五味子（ごみし）
　五味子は各地に自生するマツブサ科のチョウセンゴミシの果実を使用します．名前の由来は甘い・酸っぱい・辛い・苦い・塩辛いの五つの味があるという意味が語源です．五味子には鎮咳去痰作用があり，五味子が処方名と関係する漢方エキス剤は苓甘姜味辛夏仁湯⑲などがあります．

「花粉症に越婢加朮湯㉘より小青竜湯⑲がいい」

こんなこともあるんだ！

CASE 122 20歳代　男性　花粉症

母親が患者さん．
「先生からもらっている花粉症の薬，息子が飲みたいというのでちょっとあげてみました」
「小青竜湯⑲と越婢加朮湯㉘の両方を試したのですか？」
「そうなんですけど，私は小青竜湯⑲が無効で越婢加朮湯㉘を愛用しています．ところが，息子は越婢加朮湯㉘よりも小青竜湯⑲が快適だと言うのですが，そんなことあるのですか？」
「貴重な経験をありがとうございます．**漢方は生薬の足し算なので，そんなことも起こりえるんですよ**」

解説

小青竜湯⑲は麻黄が1日量3g，越婢加朮湯㉘は麻黄が1日量6gです．麻黄にはエフェドリンが含まれていますので，麻黄という主役に症状の改善が依存しているのであれば越婢加朮湯㉘が小青竜湯⑲よりも有効なはずです．越婢加朮湯㉘では麻黄の量が倍ですので胃腸障害がより出やすいのですね．ですからまずより安全な小青竜湯⑲から処方し，無効な時に越婢加朮湯㉘という順番にしています．ところが確かに越婢加朮湯㉘より小青竜湯⑲が有効な患者さんもいます．**それは脇役によるのですね**．特に甘草と乾姜の2つで，甘草乾姜湯とよばれ，冷えと水毒の薬として有名です．甘草と乾姜は小青竜湯⑲の他に，苓姜味辛夏仁湯⑲，人参湯㉜，柴胡桂枝乾姜湯⑪，苓姜朮甘湯⑱などに含まれますので，それら単独でも花粉症に効く可能性がありますし，また麻黄剤の効果が今一歩の時に，それらを併用するという知恵も湧いてきます．生薬から眺めるのも楽しいですね．

麻黄が増量できない時に脇役を加える

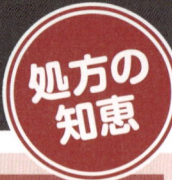

処方の知恵

CASE 123　30歳代　女性　花粉症

処方① 小青竜湯 ⑲
少々いいがまだまだ.
処方② 越婢加朮湯 ㉘
これは心臓を感じる.
処方③ 小青竜湯 ⑲ ＋ 苓甘姜味辛夏仁湯 ⑲
もう少し良くなりたい.
処方④ 麻黄附子細辛湯 ⑰ ＋ 苓甘姜味辛夏仁湯 ⑲
これもいいようだ.
処方⑤ 麻黄附子細辛湯 ⑰ ＋ 苓甘姜味辛夏仁湯 ⑲ ＋ 苓桂朮甘湯 ㊴
これで相当良くなりました.

解説　麻黄剤で結構強力なものは越婢加朮湯 ㉘ です．麻黄の量は1日6gです．花粉症のファーストチョイスの小青竜湯 ⑲ は麻黄の量は1日3gです．もっとも優しい麻黄剤とよばれる麻黄附子細辛湯 ⑰ は麻黄の量は1日4gです．つまり優しいのに麻黄が小青竜湯 ⑲ より多く含まれているのですね．小青竜湯 ⑲ でいまいち，越婢加朮湯 ㉘ は飲めないという人には，麻黄附子細辛湯 ⑰ を試してみればいいですね．麻黄に含まれているエフェドリンが花粉症に効果があることは西洋医学的には当たり前ですね．麻黄が主役です．一方で脇役もいじらしくて好きです．小青竜湯 ⑲ の裏処方と言われる苓甘姜味辛夏仁湯 ⑲ は，麻黄という主役がいないのに，**7人の脇役（茯苓・甘草・乾姜・五味子・細辛・半夏・杏仁）で頑張っています．**この脇役の中でも甘草乾姜湯（甘草＋乾姜）が冷えと水毒を治すとして重要と思われています．小青竜湯 ⑲ にも実は含まれていますね．人参湯 ㉜ にも含まれています．

手元の処方で頑張る
越婢加朮湯㉘がない時は？

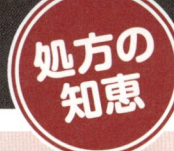

処方の知恵

CASE 124　40歳代　男性　知人

「この前もらった小青竜湯⑲が効いているが，最近はそれでも花粉症の症状が出て困る．どうすればいい？」
「小青竜湯⑲よりも強い越婢加朮湯㉘を飲めばいいと思うが，外来に取りに来られませんか？　小青竜湯⑲を1日6回まで増やしていいですから．**もしもムカムカ・ドキドキしたら減量してくださいね**」
小青竜湯⑲の内服回数を増やし，うまくいった．

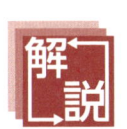

解説

　小青竜湯⑲は麻黄が1日量で3g，一方で越婢加朮湯㉘は6gです．小青竜湯⑲を倍の1日6回飲んで，麻黄の量的には越婢加朮湯㉘と同じになります．ですから，**西洋医学的感覚と同じに服用量を増加する方法も実はありですね**．小青竜湯⑲を毎食前に飲んでもらって，かつ外出前などに飲むと1日だいたい6回ぐらいになります．これでうまくいく人もいます．大切なことは，漢方だけで頑張らないことです．西洋薬もしっかり使う．マスクもする．そして漢方も飲むということです．そして自分が楽になるように工夫しましょう．漢方を併用すると西洋薬の量が減るので，いざという時にその西洋薬剤を保険として残しておけますね．洋の東西は無関係，どんどんといいことをやりましょう．

マメ知識　茵蔯蒿（いんちんこう）

　キク科のカワラヨモギの花です．黄疸の聖薬と言われます．蕁麻疹にも効果を発揮します．茵蔯蒿が処方名と関係する漢方エキス剤は茵蔯蒿湯⑭，茵蔯五苓散⑰などです．茵蔯蒿湯⑭には大黄が含まれており，作用はより強力と思います．下痢していなければ茵蔯蒿湯⑭が選ばれます．

めまいでは目標を低く，でも満足できるものに

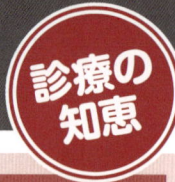

診療の知恵

CASE 125 50歳代　女性　華奢な体型　めまい

めまい，疲れ，気力が萎える，元気がないなどを訴えて来院.
「漢方を試してみたいので…」
「耳鼻科の先生には診てもらっているのですか？」
「しっかり診てもらってますが，まったく治らないのです」
「西洋医学で治らないものは，漢方でも難しいのですよ．まず，ちょっとでもめまいが楽になるようにしましょうね．**完全に治ることではなく，まず少しでも楽になることが目標ですよ**」

処方 半夏白朮天麻湯 ㊲

（再診時）ちょっといいかな．
数ヵ月飲んで，「疲れがとれて，めまいがほとんどなくなりました」

解説　めまいはたくさんの方が悩んでいます．耳鼻科の先生方が一生懸命頑張っても良くならなかったものが，漢方でそれも4週間ぐらいでスパッと良くなることは難しいのですね．大切なことは医師と患者の目標を同じようにすることです．**満足する程度で，でも高くない目標がお互いに楽だと思います．**この症例のように，少しの改善がみられて，そしてそれを長く飲んでいて，本当に楽になったということは多数経験します．でも最初から「治る」と言うのではなく，「少しでも楽になるようにしましょうね」というのがお互いにリラックスできますね．患者さんも自分の身体意識に敏感になれますね．半夏白朮天麻湯 ㊲ は，参耆剤でめまいの薬ですから，めまいが治るに従って，疲れがとれて，気力体力が増すというのは漢方的には当たり前ですね．

マメ知識　**厚朴（こうぼく）**
厚朴はモクレン科の落葉高木で，その樹皮を使用します．厚朴の葉は岐阜県高山名物の朴葉味噌で有名です．厚朴は生薬単独では温める作用があり，健胃整調作用もあります．厚朴が処方名と関係する漢方エキス剤は半夏厚朴湯 ⑯，柴朴湯 96 などがあります．

葛根湯加川芎辛夷❷でCPAPが有効に

こんなこともあるんだ！

CASE 126　60歳代　男性　会社社長　肥満・睡眠時無呼吸

痰が出にくい．睡眠時無呼吸に対してCPAPしている．
「先生，喉に痰がへばりついて出にくいんだけれど，何かいい漢方ありませんか？」

処方① 麦門冬湯㉙

（再診時）「あれを飲むと痰が出過ぎて，夜のマスクが苦しい．あのCPAPってのはちっとも気持ち良くないんだが…」
「では鼻の通りを良くする漢方薬に変更しますね」

処方② 葛根湯加川芎辛夷❷

（再診時）「今度の漢方を飲んでから，鼻の通りがとてもいい．CPAPっていうのが気持ちいいとわかりました．夜よく眠れます．ありがとうございました」
以後，葛根湯加川芎辛夷❷が愛用薬剤となる．

解説

麦門冬湯㉙は滋潤剤と言われ，体に潤いをつけます．ですから湿り気がなくて喉に痰が絡まっているような時に，潤いがついて痰が出やすくなるのですね．ところが効き過ぎると痰が多くなります．ティッシュの量が増える感じですね．そんな状態は睡眠時無呼吸症候群でCPAPをしている患者さんでは不快ですね．だって，痰が増えて出したいのに，陽圧呼吸で押し戻されるようになりますから．失敗例ですね．この患者さんに葛根湯加川芎辛夷❷という蓄膿症の薬を処方したら感謝されました．鼻が通らないとCPAPも苦しいのでしょう．本人は葛根湯加川芎辛夷❷を飲んでやっとCPAPが快適なものだとわかったと教えてくれました．漢方も結構役に立ちますね．麦門冬湯㉙は腸の潤いもつけます．つまり人によっては快便に，また少し下痢傾向になる時もあります．知っていれば驚かないことですね．

黄連解毒湯⑮で鼻出血もっと出る

こんなこともあるんだ!

CASE 127　60歳　男性　鼻出血

のぼせを訴えて以前より黄連解毒湯⑮を飲んでいる.
「イライラも落ち着いて,夜もよく眠れてなかなかいい.ずっと飲みたい」
(ある日来院)
「先生,あの薬鼻血にも効くと書いてあったので,先日鼻血が止まらない時に飲んだら,かえって鼻血が止まらなかった…」
「どうやって飲んだのですか?」
「お湯に溶かした方が,効果が増すと聞いていたから,お湯に溶かして飲みました.何か…?」
「鼻血の時は,冷たくして飲まないと…」
「そうだったんですか.次回は冷やして飲んでみます」

解説

黄連解毒湯⑮は添付文書には吐血,下血,喀血,鼻出血などが記載されています.**そんな時は冷やして飲んだ方が有効だという経験知があります.**不思議ですね.自分の子供がなかなか止まらない鼻血を出した時に黄連解毒湯⑮を冷やして飲ませて著効しました.知っていると得する薬ですね.

黄連解毒湯⑮は黄芩・黄連・黄柏・山梔子の4種類が構成生薬です.三黄瀉心湯(113)は黄芩・黄連・大黄の3種類の構成生薬です.黄芩と黄連の組み合わせは通常「瀉心湯」と呼ばれます.半夏瀉心湯⑭,生姜瀉心湯,甘草瀉心湯などがそうです.よって黄連解毒湯⑮も瀉心湯に分類されます.便秘の人には黄連解毒湯⑮よりも大黄を含む三黄瀉心湯(113)が好まれます.黄連解毒湯⑮は温清飲(57),荊芥連翹湯㊿,柴胡清肝湯(80)にそのまま含まれます.また黄芩と黄連を含む漢方薬には他に,柴陥湯(73),清上防風湯(58),女神散(67)などがあります.高ぶった気持ちを落ちつかせる効果があります.

扁桃炎に小柴胡湯加桔梗石膏⑩⑨

処方の知恵

CASE 128　50歳代　男性　扁桃炎

「熱はなく，仕事もしているが，ちょっと良くなってはまた悪くなる．一進一退を繰り返している」

処方 小柴胡湯加桔梗石膏⑩⑨

（再診時）「あれを飲んでから，大分良くなりました．もう少しください」

解説　小柴胡湯⑨は漢方的には少陽病期の王様的処方です．**少陽病期とは「こじれた状態」，「長引いた状態」とほぼ同じと理解すれば最初は簡単です．**ですから，亜急性期から慢性期にかけて処方可能な漢方ということになります．その小柴胡湯⑨に桔梗という耳鼻科的に有効な生薬と冷やす生薬の代表である石膏を加えたものが小柴胡湯加桔梗石膏⑩⑨です．喉が痛くて長引いてといった状態に愛用している処方です．柴胡剤は教科書的には実証から虚証に向かって，大柴胡湯⑧，柴胡加竜骨牡蛎湯⑫，四逆散㉟，小柴胡湯⑨，柴胡桂枝湯⑩，柴胡桂枝乾姜湯⑪とそろっていますが，桔梗と石膏がほしい時にはどんな体型でも小柴胡湯加桔梗石膏⑩⑨を処方して特段問題はありません．

また，柴胡剤を虚実で分けるのではなく，大黄が入っているものが大柴胡湯⑧，竜骨・牡蛎を含むものが柴胡加竜骨牡蛎湯⑫，スタンダードが小柴胡湯⑨，小柴胡湯⑨に桂枝湯が加わり虚証向けとなったものが柴胡桂枝湯⑩，乾姜や牡蛎が入っているものが柴胡桂枝乾姜湯⑪と理解するのも処方選択の役に立ちます．

マメ知識　石膏（せっこう）

石膏は天然物の含水硫酸カルシウムです．ケイ素，アルミニウム，鉄などの化合物が少量含まれています．黄連と並んで冷やす生薬の代表です．石膏が処方名と関係する漢方エキス剤は麻杏甘石湯㉕，小柴胡湯加桔梗石膏⑩⑨，白虎加人参湯㉞などです．白虎は石膏の別名です．

「難聴を治してくれ，補聴器は駄目だ」

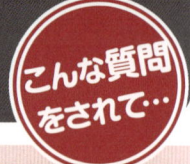

こんな質問をされて…

CASE 129 70歳代　女性　難聴

「難聴は漢方薬でも難しいです．耳鼻科の先生の対応では不十分ですか？」
「いろいろと検査をして頂いて，補聴器しか方法はないと言われています．その補聴器がどうしても合わないのです」
「では，難聴を治すと言うよりも，補聴器との相性を良くすることでもいいのですよね」

処方① 半夏白朮天麻湯（はんげびゃくじゅつてんまとう）㊲

（数ヵ月後）

処方② 八味地黄丸（はちみじおうがん）⑦

補聴器が嫌ではなくなった．今は笑顔いっぱいで外来に来てくれる．

解説

大塚敬節先生も難聴は治らないとおっしゃっていたそうです．**でも患者さんに希望を持たせていたそうです．** 僕の外来にも難聴を訴えて漢方を希望する人はいます．そんな時に大塚先生の話を出したりしながら，治ることは難しいと説明します．でも楽にしてあげたいのですね．そんな時に漢方が役に立つこともあります．上記の患者さんも十分な補聴器の調整をしたあとに僕の外来で漢方を処方しましたので，漢方が補聴器との相性を良くしたのだと思っています．治せるところから治していこうということができるのも漢方の魅力です．

マメ知識　地黄（じおう）

地黄はゴマノハグサ科の多年草で，その根を使用します．新鮮なものを鮮地黄，そのまま乾かしたものを乾地黄，蒸して乾かしたものを熟地黄といいます．地黄が処方名と関係する漢方エキス剤は八味地黄丸⑦などです．江戸時代には地黄煎という飴薬が精力をつけるものとして遊郭の外で売られていたということです．地黄煎町という地名は金沢には戦後もあったそうです．

「耳鳴りの漢方ありますか？ いつも蝉が鳴いています」

こんな質問をされて…

CASE 130　70歳代　女性

「先生，耳鳴りの漢方ありませんか？」
「あるようで，ない．ないようで，ある…．**100％治すのはなかなか難しい．でも少しでも楽になるような漢方はあります．**蝉が鳴いているようですか？　蝉の音が小さくなるようにしましょう」

処方①　八味地黄丸(はちみじおうがん)❼

(再診時)「なんだかちょっといいような」
「耳鳴りは完全になくすよりも，上手に付き合うようにしてください．いつも聞こえても邪魔にならない程度の蝉の声になるように」
「わかりました．わたしも努力します」
その後，耳鳴りはあるが，落ち着いた様子．むしろ他の訴えを治してほしいと言うようになった．

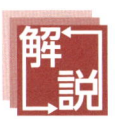

解説

　これも外来の知恵です．本当に耳鳴りを治しているのかは僕にはわかりません．デジタル的に耳鳴りを測る器械がないですからね．患者さんの感じ方のアナログの世界が耳鳴りです．こんな時には100％の治癒を望むのではなく，ともに暮らしていくことに問題ないぐらいにしてあげればいいのですね．そんな知恵が漢方を処方しながら身に付きました．耳鳴りの患者さんもたくさんいらっしゃいますが，結構漢方が気に入り，そして耳鳴りは受け入れて，他の訴えの治療を望むようになります．そんな治療も患者さんのためになっているなと思う今日この頃です．

　最近は，「田舎の蛙や蝉の鳴き声，都会の電車の騒音も最初はすごく耳障りだが，住むと慣れるもんですよね」とか話をしています．

僕の考え
　そこそこ有効×いろいろな処方＝結構有効
この公式が漢方の魅力と思っています．たくさん試してみましょう．

「大学病院の皮膚科で治らないんです」

しめしめうまくいった！

CASE 131　30代歳　女性　原因不明の紫斑病

甲信越の大学病院の皮膚科に3年間通院．
原因不明の紫斑病と診断され，体全体に生じる．
（困ったな……）
いろいろとお話を聞いていると，生理時に悪化することがわかった．

処方① 当帰芍薬散㉓

当帰芍薬散㉓で下痢をすると言うので，六君子湯㊸を併用．

処方② 当帰芍薬散㉓＋六君子湯㊸

めまいが治り，下痢も止まり，紫斑病は徐々に良くなり，1年後にはほぼ出なくなる．
その後もおいしく漢方を飲んでいる．

解説　はるばる遠くから来てくれる人は，正直，ちょっと緊張しますね．時間とお金をかけて僕の外来に来てくれるのですから．それも大学病院の皮膚科でさんざん検査をして，でもまったく原因不明で良くならないといった患者さんは，内心は嬉しいのですが，それはうまく治った時に言えることですね．**でもいつもと同じように診察をします．力が入ると処方を間違うとよく教えられています．**しっかりとお話を聞いて，そして生理の時に悪化することがわかりました．そのヒントから当帰芍薬散㉓を処方して軽快しました．患者さんは本当に感謝してくれていますが，当方も勉強になりホッとしたのはお察しの通りです．困っている人が漢方薬で治るのはいいことですね．大学病院からの薬剤は最初はもちろん止めずに飲んでもらいましたが，今は本人の希望で漢方薬だけを飲んでいます．ほとんど紫斑病は出なくなりました．

マメ知識　漢方を食前に飲んで消化器症状が出る時は，食後の内服，または六君子湯㊸の併用を考慮しましょう．

便秘の解消で皮膚疾患良くなる

しめしめうまくいった！

CASE 132　20歳代　女性　にきび

「まず，漢方薬で便秘を治しましょう．漢方では便秘は大敵です．また，便秘を治すだけでいろいろな症状が良くなります．今日は便秘の薬を処方しますので，日常生活に支障がないぐらいに緩い便にしてください．自分で漢方薬を調節してくださいね．まず寝る前に1包，そして朝・寝る前，朝・夕・寝る前，最後は毎食前と寝る前で」

処方　麻子仁丸 126

(再診時)「1日2回飲むと結構便が出ます．すごく気持ちいいです．ちょっとにきびが良くなったような」
「もう少しこの漢方薬だけで様子みましょう」
大分良くなるも，幾分にきびが残る．

解説

漢方薬の治療では便秘は大敵です．**漢方は腸管内の細菌に代謝されてから吸収されますので，便の具合で薬の効き具合が異なるのは当然と言えば当然ですね．**皮膚疾患の時は，日常生活に問題ない程度に，便を緩く，下痢傾向にすることで効果が増します．この症例のように快便にするだけで，訴えが改善することもあります．大黄（だいおう）を含む漢方薬が概して下剤として使用されますが，大黄（だいおう）は瀉下作用の他，駆瘀血（くおけつ）作用，向精神作用，静astatic作用などがあります．ただの下剤ではないのですね．そして他の漢方薬を併用しながら対処していきます．ニキビには清上防風湯（せいじょうぼうふうとう）58 や桂枝茯苓丸加薏苡仁（けいしぶくりょうがんかよくいにん）125，当帰芍薬散（とうきしゃくやくさん）23 などが有名です．便秘を治しながら併用して対処します．

マメ知識　麻子仁（ましにん）

麻の果実は「おのみ」として七味唐辛子にも入っています．生薬名は麻子仁です．穂がハシュシュと言われ古来麻薬とされていますし，乾燥した葉が麻薬のマリファナとされていますが，生薬や七味唐辛子などに使用する品種とは違います．麻子仁が処方名と関係する漢方エキス剤は麻子仁丸 126 です．

皮フ科

12. 皮膚科

ニキビに清上防風湯㊺

いつも通り平常心で

Case 133　30歳代　女性　ニキビ

前からお世話になっている方の娘さん．時々お店で会うことはあるが，まさかこれほどひどいニキビとは．日頃は化粧で隠しているそうだ．便秘ではない．スキンケアの必要性も十分に説明した．

処方 清上防風湯㊺

(再診時)
相当綺麗になっている．
数ヵ月内服し，見違えるようになった．
(やれやれ)

解説

青春時代のニキビは病気ではないですね．でもある程度歳を取ってからのニキビは，そしてひどくなるとやはり病気ですね．皮膚疾患を漢方で治す時に便秘は禁物です．便秘の時は就寝前に麻子仁丸⑫などで対応します．そして，ニキビのファーストチョイスは清上防風湯㊺です．他には当帰芍薬散㉓，桂枝茯苓丸㉕なども候補になります．

僕の想い

有名人や，知り合いは力が入りますね．しかし，いつも通りに淡々と適切な漢方薬を探す努力をすれば良いのです．那須サイクリングクラブでお世話になっている藤原裕司さんは，僕より5歳若いですが，ロングディスタンスのトライアスロンの第一人者です．皆生のトライアスロン（水泳3 km, 自転車145 km, フルマラソン）を40歳半ばで3連覇しました．藤原さん曰く，日頃のパフォーマンスが試合当日に出ることは少ない，良くても日頃と同じ程度，しかしまれに，今まで以上のパフォーマンスが出ることがあると．医療も同じですね．日頃の積み重ね以上のものは通常出ないのです．日頃から臨床能力を鍛えることが医師としては大切な努力ですね．

湿疹にまず十味敗毒湯⑥

しめしめうまくいった!

CASE 134 70歳代　女性　湿疹

プロテインC欠損で両下肢深部静脈血栓症があり，その結果静脈うっ滞性の皮膚炎を生じている．
「この湿疹なんとかなりませんか？」
「静脈のうっ滞によるものですから，まず弾性包帯や弾性ストッキングで圧迫してください」
「この病気になってからずっとやってます．他にありませんか？」

処方①　桂枝茯苓丸㉕

(再診時)「だるいとか重いといった症状は少し良くなりました」
その後もしばらく投与．

処方②　十味敗毒湯⑥

(再診時)「十味敗毒湯⑥に変えてもらってから，黒い色が薄くなりました．最近は痒みがあって……」

処方③　十味敗毒湯⑥　黄連解毒湯⑮を追加

(再診時)「痒い時には，黄連解毒湯⑮が効きますね．一緒に飲んでます」

解説　血管外科医の頃は治せなかった症例ですね．今は漢方という別の引き出しがあるので，いろいろと対処可能です．十味敗毒湯⑥に黄連解毒湯⑮を加える処方は最近の愛用です．便秘傾向の時は，十味敗毒湯⑥＋三黄瀉心湯⑬も効果があります．

マメ知識　**黄連（おうれん）**
黄連は山地に自生または栽培するキンポウゲ科の多年草であるオウレンの根茎です．黄連は石膏と並んで，冷やす生薬の代表です．黄連が処方名と関係する漢方エキス剤は黄連湯⑳，黄連解毒湯⑮，三黄瀉心湯⑬などです．黄連と黄芩を含む処方は瀉心湯と言われ，半夏瀉心湯⑭がその代表です．

右膝の膿が十味敗毒湯⑥で減少

こんなこともあるんだ!

CASE 135　70歳代　男性　右膝の膿

皮膚科では治らない右膝の排膿.

「ずっと皮膚科に通っているのですが，原因不明で治らないのです．なんとかなりませんかね？」

「皮膚科は何軒か行きましたか？」

「どこに行っても治りません……」

「では漢方を試してみましょうか．皮膚科から薬はないのですか？」

「今はありません」

処方 **十味敗毒湯⑥**

(数ヵ月後)「膿が出なくなりました．そして皮膚の色も良くなりました」

解説

皮膚科で治らない患者さんは結構来院されます．困っているのですね．その時は，**複数の皮膚科を受診することを勧めます．**そして漢方を処方します．まず便秘の解消ですね．最初のカードは十味敗毒湯⑥です．次に消風散㉒や温清飲(57)を試します．最後は荊芥連翹湯㊿をある程度の期間飲んでもらいます．皮膚科で治らない湿疹が1ヵ月前後で治ることを期待してはいけません．少しでも軽快傾向にあれば続行するのですね．黄連解毒湯⑮＋四物湯(71)＝温清飲(57)です．荊芥連翹湯㊿にも温清飲(57)が入っています．黄連解毒湯⑮や四物湯(71)の追加はバランスの変更となりますので，困った時にはいろいろとトライしてみましょう．エキス剤でもこんな加減はできるのですから．

マメ知識

蝉退（ぜんたい）

蝉の抜け殻です．消風散㉒に含まれています．消炎鎮痛解熱剤と言われています．

湿疹に温清飲(57)

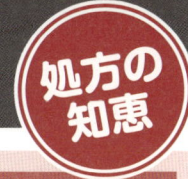

処方の知恵

CASE 136　60歳代　女性　湿疹

「前回，湿疹にもらった十味敗毒湯⑥という漢方薬は全く効きませんでした」
「では，次を処方しますが，温かいとその湿疹は悪化しますか？　寒いと悪化しますか？　またジクジクすることありますか？」
「寒い方が悪化しますね．そしてジクジクすることはありません」
「では温清飲(57)という漢方薬を処方します．便秘はないですね」

処方 **温清飲(57)**

（再診時）「十味敗毒湯⑥よりは効いている気がします」
「ではこれを続行しましょう」
その後軽快した．

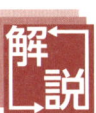

解説

湿疹には基本的にファーストチョイスは十味敗毒湯⑥です．これで結構有効だという体感があるからです．でも無効な時は温清飲(57)か消風散㉒を使用します．どちらかをまず使い，無効ならもう一方を使用します．ヒントとなることは，夏悪化し湿疹がジクジクしているようであれば消風散㉒が効くことが多く，冬悪化し湿疹が乾燥傾向にあれば温清飲(57)としています．しかし，これがヒントということで，その逆が奏功することもあります．消風散㉒も温清飲(57)も無効な時は荊芥連翹湯㊿を長期間飲んでもらいます．ともかく西洋医学で良くならない湿疹ですので，**少しでも軽快傾向が見られればその漢方薬の続行が大切です．**また便秘は，特に皮膚疾患では大敵ですので，必ず改善するように心がけましょう．

マメ知識

生姜と大棗は昔の家庭に置いてあったそうです．六君子湯㊸に6種の君薬＋生姜・大棗です．十全大補湯㊽も原典には生姜・大棗を入れて煎じるとあります．基本処方の桂枝湯㊺は桂皮・芍薬・甘草に生姜と大棗です．

「吐きながらも飲んでます」

こんなこともあるんだ！

CASE 137　5歳　女児　アトピー

2歳からアトピーがあり，体中が痒くてしょうがないと訴え来院．小児科に通院しているがこの3年間あまり良くなっている気がしない．ともかくアトピーで痒くて，夜中も掻きまくっている．全身がアトピーの皮膚．本当にかわいそうで何とかしてもらいたい．
「大人でも苦いと感じる漢方薬を出します．なんとか工夫して飲ませてみてください．工夫してもダメならしょうがないので他の漢方を考えます」

処方　黄連解毒湯 ⑮

（再診時）「自分が飲んでも結構苦いが，娘はゼリーに絡ませたり，そのまま飲んだりしています．でも痒みは大分少なくなり，皮膚の具合もいいようです．子供は飲むと楽になることを知っているようで，吐きながらも飲んでいます」
約1年間続行し，皮膚は本当にきれいになり痒みもなくなったと感謝される．

解説　黄連解毒湯 ⑮ は大人でも飲めない人がいます．でも治るという，楽になるという成功体験が伴うと，5歳の女の子でも飲むのですね．「吐きながらでも飲む」というのはご両親の誇張した表現かもしれませんが，ともかく頑張って飲んでいるということですね．その甲斐あって本当にきれいな皮膚になりました．漢方がいつも効くとは限りません．でもそこそこ効きますね．そんな漢方薬を試してみたい患者さんは，試してみたい医師はどんどんとトライすべきですね．治ればいいのですから．**結果勝負が僕たち臨床医の世界ですよね．**

マメ知識　気うつは天下太平で生じるそうです．確かに明日の生活が困る人で気うつの人はまれですね．贅沢やごろごろできる人の病とも言えますね．そんな人にちょっとしたストレスが加わると気うつになります．

蕁麻疹にも十味敗毒湯❻

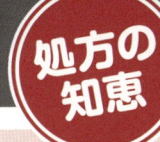

処方の知恵

CASE 138　60歳代　女性　蕁麻疹

「先生，蕁麻疹で困っています．皮膚科の先生の薬を飲んでいますが，良くなりません」
「では，漢方薬を処方しますね．皮膚科の薬は続行してください．漢方薬は西洋剤の邪魔をしませんので」

処方 十味敗毒湯❻

(再診時)「幾分良くなっていると思うのですが……」
「蕁麻疹は1時間ぐらいで治まるのですね．では蕁麻疹が起こった時にカレンダーにチェックをつけて外来で見せてもらえますか？」
(再診時) カレンダーを見ると，着実に蕁麻疹の回数は減少している．約1年間内服を続行し1ヵ月に1回程度に治まった．

解説

蕁麻疹は茵蔯蒿湯❶❸❺や茵蔯五苓散⓫⓱を処方する時もありますが，これはセカンドチョイスとして，湿疹と同じく十味敗毒湯❻をファーストチョイスにしています．茵蔯蒿湯❶❸❺には大黄が入っていますので，下痢となってしまう時には茵蔯五苓散⓫⓱を使用します．十味敗毒湯❻と茵蔯蒿湯❶❸❺の併用も有効です．患者さんはスカッと治ることを期待しますが，難しいことも多いですね．そんな時はカレンダーなどに回数をメモしておくと，お互いに薬の効果がわかるので良い方法だと思っています．患者さんの体感は時々現実の治り具合と異なることがあります．気持ちだけの問題であれば，患者さんの体感が改善すればそれで十分なのですが，蕁麻疹のように外観で判断できる時はこんな方法も有効と思っています．

【漢方の読み方　漢方薬に生薬を加える】

○○加生薬＋湯のパターンで，柴胡加竜骨牡蛎湯⓬，桂枝加朮附湯⓲，小半夏加茯苓湯㉑，桂枝加竜骨牡蛎湯㉖，越婢加朮湯㉘，白虎加人参湯㉞，当帰四逆加呉茱萸生姜湯㊳，桂枝加芍薬湯㉿，桂枝加芍薬大黄湯⓭④などです．

透析中の訴えに漢方薬を
皮膚の痒みに当帰飲子 ㊆

しめしめ うまくいった！

CASE 139　60歳代　男性

「先生，透析中に皮膚が痒くなる．その痒みが続いています．なにかいい漢方薬ありませんか？」
フローチャートに従って処方．
処方① 当帰飲子 ㊆
（再診時）「あれ，効きません」
処方② 黄連解毒湯 ⑮
（再診時）「今度のは効きます」

解説

　透析治療を受けている患者さんはたくさんいます．透析中に足がつれば芍薬甘草湯 ㊻ を使用し，糖尿病末梢神経障害による下肢のしびれには牛車腎気丸 ⑩⑦ ＋附子を使用します．透析の患者さんは皮膚が乾いていて，痒みを訴える人がいます．そんな時は当帰飲子 ㊆ をファーストチョイスとして使用します．当帰飲子 ㊆ は四物湯 ㊼ を含んでいますので，血虚が基礎にある時に有効ですね．透析の患者さんは貧血傾向ですので，昔で言う血虚に相当する人が多いのではと思っています．ところが，この患者さんでは当帰飲子 ㊆ が効きませんでした．そんな時は温清飲 ㊼ を使用しますが，今回は特に痒みを強く訴えたので，黄連解毒湯 ⑮ を選びました．黄連解毒湯 ⑮ ＋四物湯 ㊼ が温清飲 ㊼ ですが，痒みにだけターゲットを絞ると四物湯 ㊼ が邪魔なことがあります．**つまり四物湯 ㊼ がない方が，痒みにより有効だという経験知です．**

> 【漢方の読み方　生薬の名前1つ＋飲】
> 　飲は湯と作り方は同じで煎じ薬ですが，頻回に内服するという意味合いです．漢方は生薬の足し算ですので，他にも生薬は配合されていますが，代表的なもの一剤の名前を冠しています．茯苓飲 ㊉，当帰飲子 ㊆ などです．

手荒れに桂枝茯苓丸加薏苡仁㉕

しめしめうまくいった！

CASE 140　40歳代　女性　手荒れ

「先生，手荒れがひどくて困っています．皮膚科の先生に診てもらっていますが治りません．塗り薬をもらっています」
「便秘ではありませんね．では，漢方薬を処方します．皮膚科の塗り薬は続行です．また，手袋などをして手や指を守ってくださいね」

処方 桂枝茯苓丸加薏苡仁㉕

（再診時）「少し良くなりました」しばらく続行し，軽快した．

解説　皮膚科から出ている外用薬は継続です．皮膚科の先生が飲み薬を出していても継続です．漢方薬は西洋医学の補完医療という立場ですから，ただただ西洋医学的治療に足していけばいいのです．手荒れには温経湯⑯や桂枝茯苓丸加薏苡仁㉕が有名ですが，日常的な手指の管理も大切ですね．また便秘も大敵です．そんな細々したことまで含めて指導して，良くなると嬉しいですね．

　ツムラ保険適応エキス剤の桂枝茯苓丸加薏苡仁㉕は，単純に桂枝茯苓丸㉕に薏苡仁を足したものではないのです．桂枝茯苓丸㉕は桂皮・芍薬・桃仁・茯苓・牡丹皮の5種の生薬がそれぞれ1日量で3gです．一方で桂枝茯苓丸加薏苡仁㉕は桂枝茯苓丸㉕の5種の生薬がそれぞれ1日量で4gで，薏苡仁が10g加えられています．しかし微妙な違いがありますが，4/3の違いを僕は意識して処方選択することはありません．漢方薬はバランスが大切と思っています．総量は大雑把でいいと思っています．

マメ知識
薏苡仁（よくいにん）
薏苡仁はハトムギの種皮を除いた種子です．ハトムギは民間薬として皮膚病などに有効でお茶のようにして飲むことがあります．薏苡仁には鎮痛作用もあります．薏苡仁が処方名と関係する漢方エキス剤は薏苡仁湯㊺，麻杏薏甘湯㊆，桂枝茯苓丸加薏苡仁㉕などがあります．

12. 皮膚科

十味敗毒湯⑥プラス荊芥連翹湯㊿で

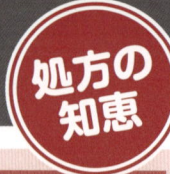

処方の知恵

CASE 141　73歳　女性　慢性の湿疹

まずファーストチョイスの十味敗毒湯⑥を処方するもあまり変化なし．

処方①　十味敗毒湯⑥

冬に悪化することがあるとのことから，温清飲(57)を試すも無効．

処方②　温清飲(57)

念のため消風散㉒をトライするも無効．

処方③　消風散㉒

処方④　荊芥連翹湯㊿に変更

荊芥連翹湯㊿でなんとなく良くなったような気がする．

処方⑤　十味敗毒湯⑥＋荊芥連翹湯㊿

次第に湿疹が軽快傾向になった．

解説

昔は，十味敗毒湯⑥は連翹と一緒に処方され，十味敗毒湯加連翹という処方法が一般的であったそうです．十味敗毒湯加連翹は十敗加連と呼ばれていたそうです．そんな知恵も頭にあって，最後に荊芥連翹湯㊿で少々軽快傾向となったので，最初の処方の十味敗毒湯⑥も加えてみました．いろいろと試して軽快傾向に向かった症例です．

マメ知識

連翹（れんぎょう）

連翹はモクレン科です．連翹は皮膚疾患によく用いられます．連翹が処方名と関係する漢方エキス剤は荊芥連翹湯㊿です．連翹を含む漢方薬は荊芥連翹湯㊿，清上防風湯(58)，治頭瘡一方(59)，防風通聖散(62)，柴胡清肝湯(80)などです．

「禿を治してほしい」それは無理

こんな質問をされて…

CASE 142　50歳代　男性　禿

「先生の講義を聴いて，漢方薬で禿が治ったと聞いたので，その漢方薬がほしい」
「僕は大柴胡湯❽と桂枝茯苓丸㉕を飲んで，後頭部の薄毛がなくなりました．確かに，軽い禿がなくなったのですが，全員に効くとは限りませんが……」
「ともかく漢方薬を試してみたい」
処方 柴胡加竜骨牡蛎湯⑫
（再診時）「あんまり効かないようなので，もう1回もらって，それでダメなら止めます」

解説 インポテンツ，肩こり，禿などは，他の訴えを治すとたまたま治ることがあります．しかし，**インポテンツや肩こり，禿を主訴として来院されると漢方薬が効いたという体感があまり僕にはありません．**

　一般向けの講義を行うこともあり，そんな時に僕自身の経験を聞いて，禿を治してほしいと言って来院される人がいます．確かに，僕自身，大柴胡湯❽と桂枝茯苓丸㉕で，体重が減少し，花粉症が治り，血圧が正常化し，いぼ痔が治り，そして後頭部の薄毛がまったくなくなりました．8年間出演しているテレビで，同じメークさんにお世話になっています．その彼女が後頭部の薄毛がなくなったと証言していますので，本当なんだろうなと思っています．自分ではあまりわからない部分です．禿には柴胡剤を処方することが多く，特にストレスに起因する禿には柴胡加竜骨牡蛎湯⑫を処方しています．円形脱毛症が治ることは時々経験しますが，まったく髪の毛がない時はまず無理です．

マメ知識
山薬（さんやく）
ヤマイモで滋養，強壮効果あり．八味地黄丸❼や牛車腎気丸⑩⑦に含まれています．

12. 皮フ科

認知症に抑肝散(54) やっぱり認知症には運動だ！

効かないこともあるんだ!

CASE 143　90 歳代　女性　（僕の母）

「お風呂に一緒に入ったおじさんだれだい？」母が家内に尋ねている．
「あなたの息子さんですよ」（僕のことだ）
母の認知症は着実に，確実に進んでいる．
抑肝散(54)を数年投与しイライラはおさまったが認知症の進行防止には効かなかった．

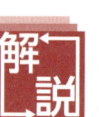

解説

1 つの症例が無効であっても，その薬の効果を否定してはいけないことは重々承知しています．しかし，患者にとっては自分にだけは効いてほしいですね．**母の認知症も抑肝散(54)が劇的に効いてくれれば，漢方の株もものすごく上がったことでしょう．**しかし，残念ながら着実に確実に進行しています．調子がいい時は，息子（僕），嫁（家内），孫（僕たちの娘）が認識できます．易怒性はありません．抑肝散(54)が認知症患者の凶暴性を抑えることに有効であることは，複数の報告があります．母が穏やかにボケていくことが，抑肝散(54)のお陰と思ってもいいのかもしれません．ちょっとひいき目過ぎる気もしますが．

僕の想い

たくさんのお年寄りを拝見して，ボケない方法の 1 つは，歩くことと指先を使うことではないかと思っています．そんな僕の臨床での経験から，母には2年前より大防風湯(97)を処方しています．膝痛による歩行困難はなんとか回避しています．そしてボケの進行がゆっくりに思えます．ボケに抑肝散(54)というフローチャート的な処方も有効かもしれませんが，少しでも歩ける時間が延びるように，そして元気が出るような漢方薬を処方する方法もいいなと思っています．体全体をみて元気にするというむしろ漢方らしい処方方法と勝手に思い込みながら，入浴介助に母と一緒のお風呂に入っています．今日は息子とわかるでしょうか．

「再婚するんだが，あっちにも いい薬を」

こんな質問 をされて…

CASE 144　70歳代　男性　再婚

「先生，今度再婚することになりました．何か漢方薬ありませんか？」
「初老期のパッケージで，うまくいけばあっちの元気も出る薬を処方しますね．昔の精一杯の知恵ですが，あまり期待しないでくださいね」

処方 牛車腎気丸 107

（再診時）
「あの薬，いいね．あっちも含めて全体的に元気になった．またください」

解説

牛車腎気丸 107 や八味地黄丸 7 は腎虚の薬．むしろ，漢方理論がわかりにくく，うさんくさく感じている人には，**牛車腎気丸 107 や八味地黄丸 7 が有効な状態を腎虚**とも説明します．地黄が入っていますから，そこそこ胃腸が丈夫でないと飲めません．でも昔の知恵もたいしたもので，結構効きます．ツムラの保険適応漢方エキス剤では実は単純に八味地黄丸 7 に牛膝と車前子を加えたものが牛車腎気丸 107 ではありません．生薬の分量が微妙に異なっています．八味地黄丸 7 では地黄 6 g，山茱萸 3 g，山薬 3 g，沢瀉 3 g，茯苓 3 g，牡丹皮 2.5 g，桂皮 1.0 g，附子 0.5 g です．一方，牛車腎気丸 107 では牛膝 3 g，車前子 3 g に加えて八味地黄丸 7 なのですが，その内容は，地黄 5 g，山茱萸 3 g，山薬 3 g，沢瀉 3 g，茯苓 3 g，牡丹皮 3 g，桂皮 1 g，附子 1 g ですね．八味地黄丸 7 に比べて，牛車腎気丸 107 では地黄が少なく，附子が倍量であることがわかります．この附子の多い方が僕は好きなので牛車腎気丸 107 を愛用しています．そして効果を増すために，附子の増量を度々試みるのです．

肺癌術後 人参養栄湯(108)で元気に

こんなこともあるんだ!

CASE 145 70歳代　女性　肺癌術後

僕の本を読んで男性が来院．奥さんが肺癌で手術をして，その後の容態が芳しくないとの相談．全体に元気がなく，外出できない．そんな状態が1年近く続いている．元気をつけてほしいと来院．体力をつけて，かつ胸部症状を改善することをヒントに処方．

処方 **人参養栄湯(108)**

どんどん元気になった．

ある日，今度は奥さんが一人で来院．

「主人が胃癌で，あっという間に他界しました」

(奥さんを思いやっていたご主人が先に亡くなるとは……)

解説

癌の手術や，大きな手術後に元気がなくてなんとかしてあげたいと訴えて来院する家族は少なからずいます．だいたい人参と黄耆を含む参耆剤の中から処方します．保険適応ツムラ漢方エキス剤128種のうち，参耆剤は10種類あります．地黄を含むものは十全大補湯㊽，人参養栄湯(108)，大防風湯(97)，地黄を含まないものは，補中益気湯㊶，半夏白朮天麻湯㊲，帰脾湯(65)，加味帰脾湯(137)，当帰湯(102)，清心蓮子飲(111)，清暑益気湯(136)です．スタンダードバージョンは補中益気湯㊶，貧血がある時は十全大補湯㊽，肺病変異は人参養栄湯(108)としています．そこで，相談された内容から人参養栄湯(108)を処方して，そして奥さんは元気になりました．その奥さんが元気になって外来に来て，まさか，ご主人が亡くなった報告とは思いませんでした．なんだか奥さん思いのご主人が先に逝くなんて切ないですね．残された奥さんは，ご主人が見つけた漢方のお陰でものすごく元気になったと感謝してくれています．

マメ知識

遠志（おんじ）

イトヒメハギ（ヒメハギ科）の根．不眠症，健忘症などにも有効と言われています．人参養栄湯(108)や帰脾湯(65)，加味帰脾湯(137)に含まれています．

十全大補湯㊽と補中益気湯㊶

処方の知恵

CASE 146　70歳代　男性　前立腺癌

「前立腺癌で放射線治療と抗がん剤の治療を行うので，なにか漢方薬を処方してもらいたい」と言って来院.

処方① **十全大補湯㊽**

（再診時）「あの薬は胃がムカムカします」

処方② **補中益気湯㊶**

（再診時）「今度の薬はムカムカしません．そして元気が出たような」

解説

十全大補湯㊽も補中益気湯㊶も参耆剤です．大きな手術や癌で入院し漢方薬を希望される時には，まず補中益気湯㊶を処方しています．また，癌の化学療法や放射線療法を行って貧血が予想される時は十全大補湯㊽を処方しています．十全大補湯㊽は四物湯(71)（当帰・芍薬・川芎・地黄）＋四君子湯(75) 4つの君薬（蒼朮・茯苓・人参・甘草）＋黄耆・桂皮の10種類の生薬です．地黄が含まれていることが要注意なのですね．地黄は滋養強壮剤ですが，これが胃に障ることがあります．その点がちょっと使いにくい点ですね．参耆剤で地黄を含む漢方薬は人参養栄湯(108)や大防風湯(97)です．これらも胃に障ることがあります．使いやすさでは補中益気湯㊶です．まずムカムカすることはありません．実証の人が参耆剤を飲むと体が熱くなるなどの軽い不快感を訴えることがありますが，通常ごくごく軽いものです．参耆剤は補剤の代表として重宝されます．人参剤である四君子湯(75)や六君子湯㊸も気力をつけるには役に立ちます．四君子湯(75)＋陳皮・半夏が六君子湯㊸です．ちなみに陳皮・半夏は水毒を軽減すると言われます．四君子湯(75)の方がより虚証の人に頻用されます．

僕の考え

漢方はいろいろな症状に有効です．自分が慣れ親しんだ漢方薬を頻用するようになります．そして少ない漢方薬でいろいろ治せるようになります．つまり，処方医によって頻用漢方薬が異なります．

口腔内乾燥感に麦門冬湯㉙

しめしめうまくいった！

Case 147　70歳代　男性　口腔内の乾燥感

閉塞性動脈硬化症で僕の外来に通院中の患者さん．日頃から，いろいろな訴えに漢方薬で対処している．
「先生，最近口の中がパサパサして困るのですが…」
「つばが出ないと言うことですか」
「出ているとは思うのですが，パサパサするのです」
「潤いをつける漢方薬を処方しますね」

処方 麦門冬湯㉙

（再診時）「なんだか良いようです」
しばらく麦門冬湯㉙を内服し，その後休薬しても口腔内のパサパサ感は訴えなくなった．

解説

　高齢者は漢方的には，陰証，虚証，枯燥，血虚，腎虚が特徴です．モダン漢方的には，陰証は寒証とほぼ同じ意味としていますので，現代風には基礎代謝が低下しているといった意味合いです．虚証は，筋肉量が少なく，消化機能が丈夫ではなく，麻黄が飲めないことが多いということです．血虚は皮膚がパサパサして貧血様で栄養失調にも思えるような状態です．腎虚は，八味地黄丸⑦が効く状態と理解するとむしろわかりやすいです．枯燥は潤いがない状態ですので，血虚とダブります．そんな潤いの無い状態が口腔内に起こるとパサパサ感を訴えます．そんな時に滋潤剤は有効で，麦門冬湯㉙などが好んで使用されます．そしてこの症例では上手くいきました．

僕の想い

　漢方の仮想病理概念を最初からすべて理解しようとすると頭が破綻します．処方選択のための方便，ヒントと割り切って，良いとこ取りをするのが，まず親しみやすい，漢方を嫌いにならない方法と思っています．

我が家の子供の常備薬

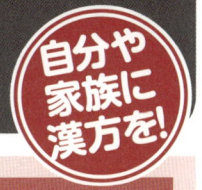

自分や家族に漢方を!

CASE 148　8歳　女児　(僕の娘)

今まで飲んだ漢方薬は，
熱がある時，熱が出そうな時の麻黄湯❷⓻，なんとなく元気がない時の小建中湯❾⓽，鼻が通らない時の葛根湯加川芎辛夷❷，鼻水の時の小青竜湯❶⓽，喉が痛い時の桔梗湯❶❸❽，ムカムカした時の半夏瀉心湯❶❹，船酔い防止や熱中症気味に五苓散❶⓻，鼻血，湿疹の時の黄連解毒湯❶❺，咳の時の麻杏甘石湯❺❺．
上記は自分で選べるそうです．漢方医気取りですね．でもそれで元気です．

解説

頻用漢方薬はなんといっても麻黄湯❷⓻です．38度熱があれば，熱が出そうであればいつも飲ませています．というか本人が飲みたいと言います．だいたい翌日には解熱します．元気がない時は小建中湯❾⓽でだいたい解決ですね．子供の頻用漢方薬と言われれば，小建中湯❾⓽と五苓散❶⓻ですが，我が家では五苓散❶⓻の出番はあまり多くありません．自分に合う漢方薬を揃えておくと，自分から飲むようになりますので，悪化することも少ないのではと思っています．**ちなみに子供の内服量は，小学生が1/2，幼稚園1/3，それよりも小さい時は1/4としていますが，適当です．**娘には1包飲ませても平気です．麻黄湯❷⓻も1包飲めます．子供が病気の時にたくさん勉強させてもらいました．いつもそばにいるので本当にちょっとした変化もわかりますからね．

マメ知識　大棗 (たいそう)

大棗はナツメの果実です．大棗が処方名と関係する漢方エキス剤は甘麦大棗湯❼❷などです．大棗と生姜は，昔は家庭に常備されていたそうです．甘麦大棗湯❼❷は子供の夜泣きの特効薬ですが，甘草・大棗・生姜にて，すべて食品ですね．六君子湯❹❸や四君子湯❼❺にも大棗と生姜は含まれています．君薬としては当然に数えられていません．

乗り物酔いに五苓散⑰「眠くならずに，遠足が楽しめる」

しめしめうまくいった！

CASE 149　12歳　女児　乗り物酔い

比較的華奢な小学校5年生．遠足では酔い止めを飲むといつも寝てしまうので，まったく面白くない．なんとか眠くならない酔い止めがないものかと両親に懇願される．
「2種類処方します．両方飲むのではなくて，どちらかを試してください．バスや乗り物に乗る30分前に内服すればよいです．1日何回飲んでもいいです」

処方 半夏白朮天麻湯㊲または五苓散⑰

（再診時）「両方とも効くが，五苓散⑰がいい．あれを飲むとほとんど酔わない．まったく眠くならないので最高だ……」

解説

子供は水毒傾向にて五苓散⑰が頻用されると漢方的には説明されます．水毒という言葉がしっくりこない時は，それを飛ばして，子供には五苓散⑰が頻用されると覚えればいいですね．そして試してみれば，五苓散⑰には麻黄も大黄も入っていません．子供であっても1包飲ませても問題ありませんし，頻回に投与しても大丈夫です．急性疾患の時は，投与量を増やした方が効くとも言われています．子供では特にそうかなと思っています．まず試してください．それぐらい五苓散⑰は広範囲に子供には有効です．

水毒という概念はきわめて広く，最初は五苓散⑰の構成生薬である茯苓・猪苓・沢瀉・蒼朮の4つの利水効果のある生薬のうち，2つ以上を含む漢方薬には利水効果があると考えると，デジタル的でわかりやすいかと思います．

マメ知識　牡丹皮（ぼたんぴ）

牡丹皮は観賞用の花で有名なボタンの根皮を用います．芍薬とよく似ていますが違としては芍薬が草に対して牡丹は樹木です．それゆえ，芍薬は冬に地上部が枯れますが，牡丹は冬でも地上部は枯れずに残ります．牡丹皮は駆瘀血作用があり，牡丹皮が処方名と関係する漢方エキス剤は大黄牡丹皮湯㉝などがあります．

二本棒の少女に小建中湯⑲

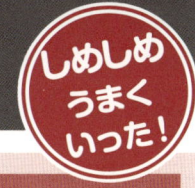

しめしめ うまくいった！

CASE 150 14歳　女子中学3年生　不登校

遙か遠方から来院．
複数の病院を受診するも効果がないと訴える．
疲れて，元気がなく，授業の1時限しかダメ．その後保健室に，そして帰宅．
食欲がなく，すぐお腹いっぱいになる．
腹診で著明な二本棒．
処方　小建中湯⑲
3ヵ月で，6時間授業OK，テストも受けられた．
肩こりが楽になり，髪の抜けるのがものすごく減った．元気が出た．
（腹診も荒唐無稽ではないな）

解説

小建中湯⑲の腹証はこれだ！　と再確認できた症例です．近所の小児科，内科，心療内科，大きな病院の各科を受診したが解決せず来院しました．子供で元気がなければ，フローチャートではまず小建中湯⑲と決めています．つまり腹診をしなくても小建中湯⑲を処方したであろうから，「やっぱり小建中湯⑲だな」と思った，再確認できたということです．

その後の腹診所見は症状の軽快から，やや遅れて二本棒は柔らかくなりました．最初は「気合いがないから，学校に行かないのかな．イジメにでもあって学校が嫌なのかな」と思っていましたが，**僕の勘違い．本当に申し訳ない．**今は，楽しく学校に行って，友達も励ましてくれると，試験も受けられると，高校にも行けそうだと喜んでいます．

病気で元気がなかったので，それが小建中湯⑲でこんなに元気になるとは．**この子を治せただけでも漢方を勉強した甲斐があったな，そんな症例です．**

暑気あたりに五苓散⑰

自分や家族に漢方を！

CASE 151　8歳　女児　（僕の娘）

「パパ，なんだか変」
9月の暑い日の午後，炎天下のグラウンドで運動会の練習．
水もあまり飲む時間がなく，体育の授業の後そのまま帰宅．
顔色が悪い．元気がない．受け答えはしっかりしている．
（軽い熱中症かな）
処方 五苓散⑰ をたくさんの水と一緒に飲ませる．
みるみる元気に．

解説

漢方好きとしては，「五苓散⑰によって，治った」と思いたいですね．一方，アンチ漢方の人からは，「水を飲ませるだけでも治ったんだよ．特段，漢方が効果があったとは言えないね」ということになります．面接でもそうですね．最初の30秒の直感でこちらが採用したいと思う人には，良いところを探しますね．そして採用です．直感でこちらが採用したくないと思う人には，悪いところを一生懸命探し出して，不採用ですね．**大切なことは直感ですね．体感ですね．**多くの医師が，漢方が悪くはないなとイメージするような努力が必要ですね．漢方エキス剤が保険適応となって30年以上経ちますね．漢方が当たり前の日常医療になることが必要ですね．そんな努力を漢方ファンになった僕はやっていきたいと思います．

マメ知識 猪苓（ちょれい）

猪苓はブナ，ナラ，モミジなどの根に寄生するサルノコシカケ科のチョレイマイタケの菌核です．「マイタケ」の仲間です．語源はイノシシの糞に似ているという説や，イノシシが好きな香草であったなどと言われています．猪苓は利水剤で，猪苓が処方名と関係する漢方エキス剤は五苓散⑰，猪苓湯㊵，猪苓湯合四物湯⑫などがあります．

子供に漢方は利用価値が高い

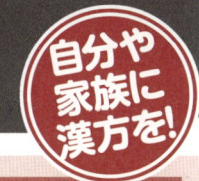

自分や家族に漢方を！

Case 152　8歳　女児（僕の娘）　腹痛を伴う発熱

小学校から戻ると，珍しくお腹が痛いと訴える．

処方①　五苓散 ⑰

腹痛はやや軽くなるも，2時間後に五苓散 ⑰ を再度内服させる．
腹痛は治まるも，夕方より発熱が始まる．38度5分に．

処方②　麻黄湯 ㉗

3時間おきに麻黄湯 ㉗ を内服させる．
泥状便が多量に出て，解熱．
元気になる．

解説

子供は漢方的には，水毒で，陽証で実証なことが多いのです．駆瘀血剤を使用する頻度は多くありません．また，寒証向けの附子剤を使用することも少ないのです．例外的に子供に最初から附子剤を使用するのは，おねしょに八味地黄丸 ⑦ を使う時などです．水毒の代表的漢方薬は五苓散 ⑰ です．むしろ五苓散 ⑰ で楽になる状態を水毒と考える方が最初は理解しやすいでしょう．水毒は水のアンバランスと理解し，水が多いのも水毒，少ないのも水毒と理解しましょう．通常は水が多いことの方が頻度的には多いのですが，漢方薬は身体を中庸に持って行きますので，水のアンバランスの状態とひとことで言うことが可能です．また，子供は実証傾向が強いので，通常は麻黄剤でムカムカ，ドキドキしません．麻黄剤が飲めるのですね．急性発熱性疾患では微似汗（じわーと汗が出る）を得るまで，どんどん麻黄剤を投与しますが，発汗ではなく，多量の尿や泥状便で解熱することもあります．

僕の想い

我が子の調子が悪い時は，五苓散 ⑰ か小建中湯 ㊴ を飲ませます．熱があれば麻黄湯 ㉗ です．そしてケロっとよくなります．薬が効いたのか，薬による暗示なのか，よくわかりません．でも漢方はとても重宝します．それが実感です．

「布団から手足を出さないと眠れない」

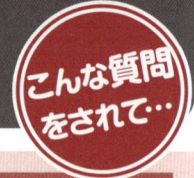

こんな質問をされて…

CASE 153 70歳代　男性　手足の火照り

「先生，手足の火照りで眠れない」
三物黄芩湯 ⑫¹ が有効と知っているが，この病院にはない．

処方①　八味地黄丸 ⑦

次回には間に合うように薬局長に三物黄芩湯 ⑫¹ をお願いする．
(再診時)
「少し，良いような気がするが……」
「あなたのために，次の漢方薬を用意しておきました．今回はそちらを処方しますので，試してください」

処方②　三物黄芩湯 ⑫¹

(再診時)
「こっちの方が，いいようです」

解説　自分が希望する漢方薬を処方できる先生は恵まれています．漢方に興味を持っても，自分の病院で採用になっていないと使用できないこともあります．院外処方でもコンピューターでの処方箋の場合，使用できる薬品が限られていることもあります．つまり，**手元の処方で頑張るという知恵も実は必要になります．**「フローチャート漢方薬治療」では，本当はこちらを処方したいが，常備していないことが多いので汎用処方を第一選択としていることがあります．この症例のように，手足の火照りは三物黄芩湯 ⑫¹ と言われていますが，八味地黄丸 ⑦ や牛車腎気丸 ⑩⁷ で代用可能ですので，こちらがファーストチョイスです．軽い熱中症（暑気あたり）には清暑益気湯 ⑬⁶ ですが，汎用性を考え，補中益気湯 ㊶ です．そして子供の夜泣きは甘麦大棗湯 ㊔ ですが，芍薬甘草湯 ㊽ をファーストチョイスにしています．他の疾患や症状でも，自分が使用できる漢方薬で頑張るという知恵も必要になります．

食欲不振に六君子湯㊸と言われているが…

こんなこともあるんだ!

CASE 154　30歳代　男性　寝汗

寝汗で困っている．黄耆を含む漢方薬が基本．
黄耆建中湯(98)を処方するも無効．

処方①　黄耆建中湯(98)

次に防已黄耆湯⑳も無効．

処方②　防已黄耆湯⑳

疲れていると言うので補中益気湯㊶を試みるも無効．

処方③　補中益気湯㊶

食欲・気力がないと言うので六君子湯㊸を処方．

処方④　六君子湯㊸

「なんだか便通がいい．食欲が増した」
寝汗はその後，徐々に軽快．

解説

寝汗は時々相談されます．黄耆を含む漢方薬が使用されます．参耆剤の他，黄耆建中湯(98)，防已黄耆湯⑳などです．それらが無効でした．

六君子湯㊸は病名投与で勧めるとあまり体感が得られない薬だそうです．一方，大建中湯(100)や芍薬甘草湯(68)は病名投与で結構な有効感を得られるそうです．六君子湯㊸は元気がない時の，虚証で，気虚の時の薬にて，そんな縛りを無視して処方するとやっぱり効きにくいのかなと思ってしまいます．しかし，この例のように，いろいろと困って，そして食欲不振をキーワードにして処方すると，結構効果がある薬と合点がいきます．**漢方を好きにするために勧める漢方薬と，ある程度漢方を使っている人が使用する漢方薬は当然に違うはずですね．**もっともっと漢方好きの医師が増えることを祈っています．患者さんのためになるのですから．

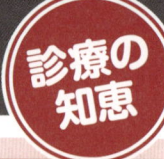

「体温計を使うの止めなさい．体を感じて」

診療の知恵

CASE 155　40歳代　女性　冷え症

体が，手足が冷えると訴えて受診．
処方 当帰四逆加呉茱萸生姜湯 ㊳
(再診時) 経過を聞くと，「体温計で毎朝温度を測っているが変わらない」との一点張り．そこで，体温計での測定は止めて，自分の身体意識に敏感になるように指導する．
(再診時)「なんだかいいようです」と笑顔．
その後，同処方を継続．ますます良くなる．

解説　**デジタル万能の世の中です．** 医師もデジタル感覚満載です．アナログはどうも苦手で，古臭く映ります．現代西洋医学はどんどんとデジタル化します．デジタルは数字ですので，こちらから向こうは黒，手前は白といった感じですね．医療の均霑化（きんてんか）（どこでも同じ医療が受けられる）にはデジタルはいいですね．能力が劣る医師でも，専門領域ではない医師でも，数字でわかれば簡単ですからね．
　患者さんもデジタル思考満載となります．自分の体の異常というよりも，**自分の体がはじき出した数字が，正常範囲から少しでもずれると心配になります．** 検診で病気を作り出すこともあり得てしまいます．
　この患者さんも体温計でのデジタル測定値が自分の体の身体意識よりもわかりやすく大切だったのですね．そこでデジタルを切り捨てて身体意識に敏感になってもらうことで軽快した症例でした．

マメ知識　呉茱萸（ごしゅゆ）
　呉茱萸はミカン科のゴシュユの果実です．あまり新鮮なものは香気が強過ぎて使用しません．呉茱萸は鎮痛，利尿，健胃効果があり，呉茱萸が処方名と関係する漢方エキス剤は呉茱萸湯 ㉛，当帰四逆加呉茱萸生姜湯 ㊳ などです．温経湯 ⓰ にも含まれています．

飲む前に半夏瀉心湯(はんげしゃしんとう)⑭，「でもやっぱり，二日酔いだ」

効かないこともあるんだ!

CASE 156　50歳代　男性　二日酔い

「先生，年末で忘年会が多くて，飲む機会が増えるのです．何かいい漢方薬ありませんか？」
「漢方の世界では，飲む前に半夏瀉心湯(はんげしゃしんとう)⑭，飲んだ後は五苓散(ごれいさん)⑰といいます．試してみますか」
(年を越して)
「先生，何回か半夏瀉心湯(はんげしゃしんとう)⑭を試したが，深酒防止には全く役に立たなかった．また飲んで気持ち悪い時や，二日酔いの時に五苓散(ごれいさん)⑰を試したが，これも効かなかった」

解説

飲む前に半夏瀉心湯(はんげしゃしんとう)⑭を飲むと，倍飲めるという酒豪もいます．五苓散(ごれいさん)⑰があれば二日酔いが楽だという酒に弱い人もいます．でも全員に有効ではありません．僕も滅多にお酒を飲まないせいか，半夏瀉心湯(はんげしゃしんとう)⑭を飲んで，特別な変化を感じたことはありませんし，二日酔いの気持ち悪さが五苓散(ごれいさん)⑰で楽になることもありません．ただ，そこまで深酒をすることは滅多になくなりました．お酒関係の漢方薬は僕にもあまり縁がないと思っています．**漢方は効く人もいれば，効かない人もいることが楽しいのですね．**漢方的には「証が違った」といっておしまいですが，いろいろと試して効かないと，やっぱり漢方薬は効かないのかなと思ってしまうこともありますね．

【漢方の読み方　生薬名＋作用】

構成生薬の1つと作用を合わせたものです．半夏瀉心湯⑭，黄連解毒湯⑮，清上防風湯(58)，桃核承気湯(61)，防風通聖散(62)，竜胆瀉肝湯(76)，柴胡清肝湯(80)，黄耆建中湯(98)，牛車腎気丸(107)，人参養栄湯(108)，清心蓮子飲(111)，当帰建中湯(123)などです．三黄瀉心湯(113)は，黄連・黄芩・大黄の3つの黄の字がつく生薬からなります．

芍薬甘草湯❻❽が効かなくなった 長期使用で耐性に

処方の知恵

CASE 157　70歳代　男性　こむら返り

「先生，こむら返りに芍薬甘草湯❻❽をもらっているんだが，最近はあまり効かない．最初にもらった頃は，あれを寝る前に飲むと，明け方のこむら返りが起こらなかったのに…．最近は，寝る前に飲んでも，こむら返りが起こって困る」

「芍薬甘草湯❻❽はこむら返りの特効薬ですが，ずっと飲んでいると効きが悪くなるのですよ．ある程度こむら返りの頻度が治まったら，牛車腎気丸⓵⓪⓻という漢方薬に変えましょう．今日はそちらを処方しますね．芍薬甘草湯❻❽はこむら返りの時の頓服用に使用してくださいね」

解説

芍薬甘草湯❻❽がこむら返りに有効ということは，最近は漢方があまり好きではない先生方にも知られています．もう少し深く知る必要がある薬ですね．まずは甘草が1日量6gと保険適応漢方エキス剤では最大の量が含まれています．偽アルドステロン症には要注意ですね．また，芍薬と甘草の2つから構成されていることが注意点です．**構成生薬が少ない漢方薬は切れ味が良い**のですね．こむら返りの時に頓服すると数分で軽快します．一方で長期間内服すると耐性ができやすいのです．**その反対に構成生薬数が多い漢方薬は徐々に効いていきます．**でも耐性ができにくいのですね．体質改善のイメージが強い漢方薬はたくさんの生薬を含んでいます．保険適応エキス剤では構成生薬が18種の防風通聖散⓺⓶が最多です．この延長の考え方で，構成生薬数が40，50となっては効きが悪くなりそうですね．漢方薬を複数飲むと効きが悪くなるというイメージが湧くと思います．ですから，芍薬甘草湯❻❽はこむら返りがある程度落ち着けば，頓服用にしましょう．日頃飲む漢方薬は，牛車腎気丸⓵⓪⓻や八味地黄丸❼にします．そんな知恵も大切です．

漢方嫌いな教授「かみさん，なんだか舌見てるよ」

しめしめ うまくいった！

CASE 158　50歳前後　女性　WEBタイプの下肢静脈瘤

エレベーター内で，奥さんが僕の患者さんである先輩医師から，
「うちのかみさん，先生に診てもらって，漢方薬を飲んで，足の静脈瘤消えたみたいだね．なんだか，自分で舌を見たり，お腹押したり，脈触ったりしているよ」
（奥さん，小さな血管が蜘蛛の巣のようになるWEBタイプの下肢静脈瘤が桂枝茯苓丸㉕の投与で良くなったんだったな）
「奥さんに漢方ファンになって頂いて光栄ですよ」
「漢方って結構効くんだね．見直したよ！」

解説

奥さんを治すと漢方に興味を持ってもらえるんだなと実感した1コマです．

大伏在静脈や小伏在静脈の逆流による本物の下肢静脈瘤が漢方薬で治ることはありません．しかし，重い・だるいなどの症状は楽になることが多いですね．大きな静脈の逆流に起因しないWEBタイプの静脈瘤は桂枝茯苓丸㉕で消失するものがあります．今のように手術ができない昔から，下肢静脈瘤には悩まされたのであって，少しでも症状を楽にする漢方を見つけていったはずですね．下肢静脈瘤は静脈血のうっ滞ですので，漢方的には瘀血としてとらえられます．

マメ知識

瘀血とは「古血の溜まり」といったイメージがわかりやすいと思っています．漢方の仮想病理概念の1つです．そんな瘀血を治す漢方薬が駆瘀血剤で，桂枝茯苓丸㉕はその1つです．瘀血は大切な漢方の治療概念です．なぜなら，瘀血を治す薬（駆瘀血剤）が非常に広範囲に使用され，有効です．ですから瘀血という概念は，最初は駆瘀血剤で治る訴えや症状が瘀血だと割り切って理解することが簡単で有益です．

医原性深部静脈血栓症
「歩けるようになりました」

なんとかうまくいった！

CASE 159　80歳代　男性　歩行困難

「先生，あの病院で手術されてから，ほとんど歩けなくなったんだ」
数年前に深部静脈血栓症が両下肢にあり，その結果生じた二次性の下肢静脈瘤に対して，大伏在静脈の結紮術が行われたのである．
深部静脈も詰まっていて，かつバイパスとなっていた大伏在静脈が縛られたのでは，静脈うっ滞がひどくなり，立位や歩行は困難だろうに…
この数年間症状は不変とのこと．
「僕の専門は血管外科ですが，今の医療をもってしても詰まった血管や縛った静脈をもとに戻すことはできないのです．漢方薬でも試してみますか？」
「何でも試しますよ．歩けるようになるのなら，何でも」

処方 桂枝茯苓丸 ㉕

本当に少しずつ改善し，今は外来には歩いて来られるようになった．

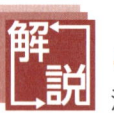

解説　まったく固定していた症状が，漢方薬で軽快する症例をみると漢方が本当に効いたのだと納得できます．西洋医学的治療と漢方薬投与を同時に行ったのでは，どちらが効いたのかわかりませんね．そんな症例報告で，漢方の有効性を力説しているものもみられますが，僕は疑問を感じてしまいます．他人の報告は参考にはなりますが，実感があまり湧きませんね．自分，自分の家族，そして自分の患者さんの結果が一番勉強になります．そこには何の修飾もないですからね．症例報告にはすべてが記載できません．故意にある部分を隠すこともできます．症例報告はあくまでも参考にして自分の実体験を増やすことが上達の近道と思っています．この本の症例報告も，臨場感のすべてを表現することはできません．一部を伝えているだけです．

「柴苓湯⑭は効くんですが　トイレに行くたびに排便が？」

こんな質問をされて…

CASE 160　70歳代　女性　リンパ浮腫

以前に子宮癌の手術を施行．その後から徐々に足が太くなる．リンパ浮腫と言われている．

「圧迫治療はしっかりやってくださいね．弾性ストッキングか弾性包帯を．夜寝る時も着用していいですよ．そして漢方薬を飲んでください」

処方①　柴苓湯⑭

（再診時）「先生，調子いいです．皮膚が何となく柔らかくなりました．少し細くなったような…」

処方②　柴苓湯⑭続行

（再診時）「あの薬は下痢しますか？　トイレに行くたびに便が出ます．気持ち悪くはないのですが，1日10回以上トイレで大便してます」
「便通が良くなる成分が入ってます．それを除いたものを今日から処方しますね」

処方③　五苓散⑰

その後続行し，軽快．

解説

小柴胡湯⑨をはじめ，生薬柴胡を含む漢方薬は便通が良くなります．加味逍遙散㉔で快便となることはよく経験しますね．この患者さんは便通が良くなることはないと思って，そしてリンパ浮腫が良くなったので，トイレに行くたびに大便をしていたのに飲んでくれたのですね．また，女性であったこともあり，腹痛もなく，それほどトイレのたびの大便が苦痛にならなかったのですね．柴苓湯⑭から小柴胡湯⑨を抜いた五苓散⑰を投与してうまくいきました．小柴胡湯⑨を入れているのは蜂窩織炎の頻度が軽快すると思っているからです．実際に柴苓湯⑭を希望する患者さんは蜂窩織炎の頻度が減ってありがたいと言ってくれます．五苓散⑰でも蜂窩織炎の頻度が減るのか楽しみです．

「恥ずかしいけど，オナラ多くて困ってます」

しめしめうまくいった！

CASE 161　30歳代　女性　腹満

「先生，お腹が張って，オナラが出て，そのオナラが臭くて困ります」
「試しに今日から出す漢方薬を飲んでみてください」

処方 大建中湯❿⓪

（再診時）「お腹の張りはとっても楽になりました．オナラは減りません」
「オナラ，臭くなくなったでしょ．臭くないんだから，上手にプップとオナラすればいいんですよ」

解説

大建中湯❿⓪が手術後の入院期間を短縮するとのエビデンスがあると言われています．僕には7〜10日の入院期間が1〜2日短縮してもあまり意味はないのですね．それはデジタル的には入院日数で差があるのでしょうが，体感できないからですね．それよりも，お腹が張って困っている患者さんが，オナラが臭くて困っている患者さんが，楽になることの方が嬉しいですね．こちらは本人が漢方を飲んで良かったと言ってくれますからね．大建中湯❿⓪も繰り返すイレウスの再発防止の役に立っていると思います．こちらは患者さんが喜んでくれるからですね．

マメ知識

山椒（さんしょう）

サンショウ（ミカン科）の成熟した果皮で，果皮から分離した種子をできるだけ除いたもので別名蜀椒とも言います．古いものは辛味成分が減少するので保管には注意が必要です．昔は駆虫剤にも使用されました．大建中湯❿⓪や当帰湯❶⓪❷に含まれています．大建中湯❿⓪の腸管蠕動運動の亢進に関する臨床研究はアメリカでも行われています．山椒が多い麻婆豆腐などを食べると下痢することがあります．次に必要なステップは大建中湯❿⓪が山椒よりも有効であることを示すことです．

冬になるとしもやけになります

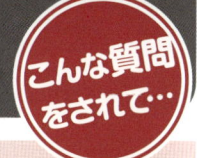

こんな質問をされて…

CASE 162　40歳代　女性　しもやけ

「冬になると，すべての指がしもやけになる．なんとか治してほしい」
しもやけのファーストチョイスを処方．

処方①　当帰四逆加呉茱萸生姜湯(とうきしぎゃくかごしゅゆしょうきょうとう)㊳

（再診時）「まったく効きません」
「では今日から附子(ぶし)という薬を処方します．何か変なことが起これば止めてください」
「変なことってなんですか？」
「心臓を極端に感じたり，ムカムカしたり，汗をかき過ぎたり，舌がしびれたり，下痢したりします」

処方②　当帰四逆加呉茱萸生姜湯(とうきしぎゃくかごしゅゆしょうきょうとう)㊳＋附子(ぶし)３g/日

（再診時）「しもやけ良くなりました」
その後，花粉症に小青竜湯(しょうせいりゅうとう)⑲を飲んだり，げっぷに安中散(あんちゅうさん)⑤を頓服したりと漢方ファンになる．

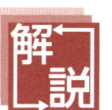

解説

しもやけと言えば当帰四逆加呉茱萸生姜湯(とうきしぎゃくかごしゅゆしょうきょうとう)㊳で決まりです．ところがまったく効きませんでした．そこで附子(ぶし)の追加です．**慣れないうちは１日量１g から分３で処方し始め，2〜4週毎に１g ずつ増量する方法が安全です．**しかし，この例のように，副作用を説明して１日量３g ぐらいから始めても特段問題はありません．この方は附子(ぶし)の併用で軽快しました．実は今でもしもやけで困っている人は結構たくさんいます．西洋医学的な血管拡張剤や抗血小板剤が無効な人でも，当帰四逆加呉茱萸生姜湯(とうきしぎゃくかごしゅゆしょうきょうとう)㊳が著効する人がいます．是非，試してみてください．

マメ知識

細辛（さいしん）

ウスバサイシンの根．解熱，鎮痛，鎮咳の効果あり．当帰四逆加呉茱萸生姜湯㊳，小青竜湯⑲，苓甘姜味辛夏仁湯(119)，麻黄附子細辛湯(127)などに含まれています．

補中益気湯㊶が減量薬と短絡的に

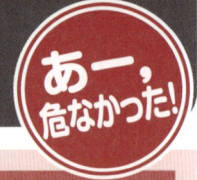

あー，危なかった！

CASE 163　肥満

テレビの恐ろしさ．レギュラー出演しているテレビでの1コマ．「水太り（虚証）の肥満は食事制限をすると眠くなり，意欲が低下する．そこで補中益気湯㊶を処方しながら気長に気力を維持しつつ，食事管理で痩せる方法もある」
これを聞いた視聴者が「痩せ薬は補中益気湯㊶」と思い込む．補中益気湯㊶はむしろそれだけでは食欲が増しますよね．

解説　実証の人は，満腹も空腹も結構我慢ができると思っています．便秘も下痢もへっちゃらです．ところが**虚証の人は，満腹も気持ち悪くなり，空腹では力が出ず，便秘も不快で，下痢は辛いと訴えます．**つまり虚証の人は痩せにくいのですね．水太り肥満が基本的に虚証ですので，なかなか痩せません．痩せる基本は食事管理です．運動自体でも痩せることはありますが，まれですね．フルマラソンで4,000 kcalを消費しても，約500 gの脂肪しか燃えません．そして虚証の人はちょっとした運動も嫌いですね．運動は直接痩せるためではなく，痩せやすい実証の体を作るためと考えています．また虚証の人は空腹にも耐えられないのですね．その気力を増すために補中益気湯㊶を処方して，気力を鍛える方法があるということです．補中益気湯㊶だけを飲んだのでは，食欲も増してしまいます．気力を増して，その食欲を抑えるために飲むのです．テレビはかいつまんで視聴されますので，痩せる漢方は補中益気湯㊶といった短絡的な情報が流れてしまいます．困ったものです．こちらも気をつけますが．

マメ知識　升麻（しょうま）
升麻はキンポウゲ科のサラシナショウマの根茎です．升麻が処方名と関係する漢方エキス剤は升麻葛根湯㊿です．升麻は持ち上げる作用があるといわれ子宮脱や脱肛に使用したそうですが，その効果の是非はしりません．補中益気湯㊶にも含まれています．

お腹からの冷え症に真武湯㉚

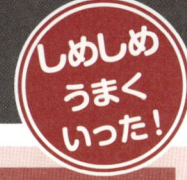

しめしめうまくいった！

Case 164　50歳代　女性　冷え症

冷えがひどい．10年前に転職．上司は外国人．
のぼせにホルモン剤を飲んでいるが，あまり効果がない．
一度冷えると1日中冷える．お腹の芯が冷たい．

処方 真武湯㉚

内服後より，一直線に軽快．
（6ヵ月後）お腹がざわざわするといって，来院．
最近，調子が良いので，薬があまり気味．
しっかり飲むように諭して，その後軽快しました．

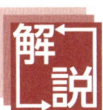

解説

　冷え症のファーストチョイスは当帰四逆加呉茱萸生姜湯㊳としています．結構有効です．効果が少ない時には附子を追加します．当帰四逆加呉茱萸生姜湯㊳と附子で身体は温まっているはずですので，それでも冷えを訴える時は，冷えの感じ方に問題があると説明します．自律神経失調症や更年期障害に有効な加味逍遙散㉔で軽快します．更年期障害などでは頭は熱いが，足が冷たいなどと訴えます．そして実際に足を触ってもそれほど冷たくはありません．身体の芯から冷える時は，消化器も冷えていると考えて，真武湯㉚を用います．そんな漢方薬の選択で上手く治すことができた症例です．

僕の想い

　冷え症外来を始めて数年以上が経過します．全国からたくさんの冷え症の人が訪れます．治ることもあれば，治らないこともあります．大切なことは冷え症で困っていることを理解してあげることです．西洋医学的に異常がないといっても，困っていることを受け入れなければ，その先に進みません．アナログ的な訴えは本人しかわかりませんので，理解してあげることがまず大切ですね．

「先生，お腹診てくれないのですか？？？」

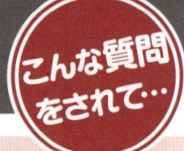

こんな質問をされて…

CASE 165 「先生，お腹を診てくれないのですか……」

僕は外来では全員には腹診を行ってません．
「僕は全員のお腹を必ず診るということはしていません．処方に困ったり，治らない時はお腹を拝見することもありますよ」

解説

漢方ファンの患者さんは，漢方医はお腹を診ることで処方をするものと思っています．漢方理論を漢方医のように知っている人もいます．そんな仮想病理概念の羅列を楽しんでいる人もいます．そんな漢方フリークの人は，お腹を触らずに処方を決定すると「この人は本当の漢方医ではない」と判断することもあります．それでいいと思っています．こちらは西洋医ですから，西洋医で漢方が好きなだけです．漢方フリークの人は，漢方の専門医に行ってもらいましょう．
われわれは現代西洋医学で治らない症状や訴えに対して保険適応漢方エキス剤で対処するだけです．そんな時に腹診も役に立ちますが，**敢えて全員に，忙しい外来中に腹診を行う必要はないですね**．処方選択に困った時には腹診は役に立つことがありますね．そんなスタンスがいいと思っています．

全員に腹診をしないといけないというような縛りをかけると外来がつまらなくなります．回らなくなります．

モダン漢方では，腹診を敢えて全員にやる必要がないとしています．腹診をしなくても特段困らないことを確かめるために，**僕は2年間敢えて腹診をせずに処方選択をしていました．腹診は再診で処方に困った時にのみ行いました．それでも外来は問題なく回っていました．**

【漢方の読み方　漢方薬に生薬を加える】
　生薬＋漢方薬です．桂枝人参湯82，茵蔯五苓散117などがあります．

腹診は荒唐無稽ではないのかも？

こんなこともあるんだ！

CASE 166 60歳代 女性 高血圧，坐骨神経痛，膀胱炎，花粉症

5月の腹診で，実証・大動脈拍動あり．
処方 柴胡加竜骨牡蛎湯 ⑫
 7月 疲れが良くなる．
 7月 膀胱炎が良くなる．
 9月 坐骨神経痛が良くなる．
10月 困ることなし．
11月 血圧が正常になる．
 2月から 今年は花粉症の症状が出ない．
今では遠方からの患者さんをたくさん紹介してくれます．

解説

腹診から漢方薬を処方し，体全体が良くなり感謝された症例．腹診による漢方の選択も有効なことがあり，悪くないと合点した症例です．

柴胡加竜骨牡蛎湯 ⑫ で疲れ，膀胱炎，坐骨神経痛，高血圧，花粉症が楽になりました．驚くべき効果に処方した医師（僕自身）と患者さんが驚いています．

花粉症は 35 年間患い，西洋剤も多々試しましたがあまり効果がありませんでした．花粉症は完璧になくなったのではありませんが，花粉がひどい時は，時々越婢加朮湯 ㉘ を内服して最高だと言っています．

大動脈の拍動はその後治まりました．西洋医である時は大動脈拍動が変化することなど理解できませんでした．良くなった患者さんの腹証の変化を診ることは楽しいし，勉強になります．

腹診は処方選択のヒントになります．ですからできた方がいいですし，時間があれば行うと楽しいし，勉強になります．**腹診時に大切なことは優しく触ることです．**ともかく，優しく腹診をすれば，いろいろな情報が得られます．

心下振水音で麻黄を回避

しめしめうまくいった！

CASE 167　43歳　女性　花粉症

西洋剤では眠くなると花粉症の漢方治療を希望して来院．
フローチャートに従って小青竜湯❶⓽を処方しようと心に決める．
時間があったので腹診を行う．
臥位で膝を伸ばして腹壁の緊張を見て，心下痞鞕，胸脇苦満，小腹硬満などをチェック．最後に膝を曲げてもらって胃の部分をタップするとチャポチャポと音がする．著明な心下振水音．
心下振水音は麻黄がダメというサイン．
（腹診をしてよかった．処方を変更しないと）
処方 苓甘姜味辛夏仁湯❶❶⓽
（再診時）西洋薬の内服量が減って快調．不快な作用はありません．

解説　古典には小青竜湯❶⓽に心下に水ありという記載があります．これを心下振水音があると説明している本もあります．ところが，これは心下に水毒があるということであって，心下振水音ではないそうです．心下振水音が小青竜湯❶⓽の目標では困るのですね．だって心下振水音があれば麻黄がダメというヒントで，そして小青竜湯❶⓽にはその麻黄が含まれているのですから．僕の今までの経験では心下振水音がある時には小青竜湯❶⓽は不向きと思っています．麻黄剤ではない苓甘姜味辛夏仁湯❶❶⓽や人参湯❸❷，苓桂朮甘湯❸⓽などを上手に組み合わせて対処するという合図と理解しています．腹診が処方選択に有益であった症例です．

なお，忙しい時には敢えて腹診はやっていません．**腹診で処方が変わる頻度は僕の外来では1割です．**腹診はできればやりますが，敢えて全員に施行する時間的余裕がないのです．ごめんなさい．患者さん．

大塚先生の胸脇苦満

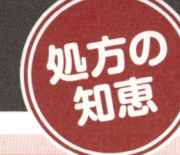

処方の知恵

CASE 168 大塚敬節先生自著より

私（大塚敬節先生）も30数年前に湯本先生に診ていただいた時から，右に胸脇苦満があると言われた．そしてこの胸脇苦満は今に至るまで厳然として存在している．若しもこの胸脇苦満を目標にとって，薬方を選定するならば，**私はいつも柴胡剤を用いなければならなかった筈である．**ところが多くの場合，この陳旧性の胸脇苦満を目標とせず，麻黄湯㉗，葛根湯❶，八味地黄丸❼，大建中湯⓵⓵⓵，人参湯㉜，半夏瀉心湯⑭，呉茱萸湯㉛などを私は用いた．そしてそれで奏功したのである．

してみると，腹診に際しては古くからある腹証と，新しく現れた腹証とを弁別しなければならない．この弁別に際しては，患者の主訴や脈診が重大な拠り所となる．いかなる場合でも，**腹証だけで，薬方を決定してはならない．**胸脇苦満があるからといって，それだけで柴胡剤の証だと決めてしまうことは危険極まりないことである．

解説 上記は大塚敬節先生ご自身がおっしゃっていることです．大塚先生の立ち位置は**腹診は処方選択のヒントですね．**腹診に囚われて処方を決める手は危ないとも受け取れます．あくまでもヒントと思って行いましょう．

マメ知識

柴胡（さいこ）

柴胡は急性期を過ぎた状態の代表的生薬です．解熱，鎮痛，鎮静，静菌，軽い瀉下作用があります．柴胡は山地に自生するセリ科の多年草で，その根を使用します．江戸時代には現在の静岡県三島で採取，集荷される柴胡はミシマサイコと呼ばれ良品として重用されてきました．柴胡が処方名と関係する漢方エキス剤は大柴胡湯❽，柴胡加竜骨牡蛎湯⑫，小柴胡湯❾，柴胡桂枝湯❿，柴胡桂枝乾姜湯⓵⓵，柴朴湯96，柴苓湯114，柴陥湯73，柴胡清肝湯80などがあります．

風邪に小青竜湯⑲

こんなこともあるんだ！

CASE 169　76歳　女性　風邪

「漢方薬ください．私の風邪には小青竜湯⑲が良く効きます」
「かしこまりました．では7日分もあればいいですか．ところで，他の漢方薬も試したのですか？」
「はい，葛根湯❶や麻黄附子細辛湯127はダメでした」

解説　現代西洋医的病名があれば，処方や外科治療の選択権は，医療サイドに90％以上あります．たとえば胃痛で来院して，胃の内視鏡を施行して，胃癌，良性胃潰瘍，胃炎，胃には特段の病変なしなどと診断されれば，こちらの治療方法が理にかなっているはずです．患者さんが胃癌の治療をしてくれといっても，良性潰瘍であれば内服薬で経過をみましょうということになります．ところが漢方薬は昔の知恵です．**患者さんの訴えが楽になることが大切なゴールですので，患者さんの意見が優先されるべきですね．**

　また，最近は漢方が好きな患者さんは，自分の過去の経験からこんな時にはこんな漢方薬が自分に合っていると知っています．それを凌駕するような処方がこちらに思いつかない時は，患者さんの希望通りに処方するのです．そしてこちらも勉強になります．フローチャートでの風邪薬は，麻黄湯27，葛根湯❶，麻黄附子細辛湯127，香蘇散70です．でも小青竜湯⑲を希望されればそれを処方します．小青竜湯⑲は麻黄剤で甘草乾姜湯も含まれていますので，冷えと水毒がある患者さんで麻黄が飲める人にはこれがいいことになります．また小青竜湯⑲は芍薬と甘草を含みますので，腹診では腹直筋にやや緊張が認められるときに有効だと言われますね．

> **僕の考え**
> 　江戸時代に和漢は素晴らしい進歩を遂げたのでしょうか．江戸の300年間で平均寿命は延びたのでしょうか．何が治せるようになったのでしょうか．そんなへそ曲がりの疑問が頭をもたげます．

小柴胡湯⑨は胸脇苦満
半夏瀉心湯⑭は心下痞鞕

処方の知恵

CASE 170　40歳代　男性　風邪

「風邪を引きやすい．食欲がないので……」
腹診にて明らかに肋骨弓下の圧痛（胸脇苦満）がある．

処方①　小柴胡湯⑨

（再診時）「なんだか飲んでいても，変化を感じません」

処方②　半夏瀉心湯⑭に変更

（再診時）「食欲も増して，良い感じです」
結局，その後風邪も引かなかった．

解説

風邪を引きやすい時には，小柴胡湯⑨や補中益気湯㊶を処方しています．腹診所見から典型的な胸脇苦満と判断し，小柴胡湯⑨を処方しましたが無効でした．小柴胡湯⑨は，柴胡・黄芩・人参・半夏・甘草・大棗・生姜の7種類です．半夏瀉心湯⑭は，黄連・黄芩・人参・半夏・甘草・大棗・乾姜の7種類で，小柴胡湯⑨と字はまったく似ていませんが，内容は小柴胡湯⑨の柴胡が黄連に，生姜が乾姜に変わったものです．ほとんど兄弟ですね．腹診所見も小柴胡湯⑨は肋骨弓下の圧痛（胸脇苦満）と心窩部の圧痛（心下痞鞕）です．似ていますね．つまり**小柴胡湯⑨が無効な時は半夏瀉心湯⑭を，半夏瀉心湯⑭が無効な時は小柴胡湯⑨が有効な可能性を示唆します**．この症例も腹診を頼りに小柴胡湯⑨を処方しましたが，半夏瀉心湯⑭が有効であったのです．

マメ知識　黄芩（おうごん）

黄芩はシソ科の多年草で，その根を使用します．コガネバナと言われます．黄芩と黄連を含めば瀉心湯となり，黄芩と柴胡を含むと通常処方名に「柴」の字が含まれます．黄芩が処方名と関係する漢方エキス剤は黄芩湯，三黄瀉心湯⑬，三物黄芩湯㉑などです．黄芩はまれに肝機能障害を起こすと言われています．

困った時の漢方薬

なんとかうまくいった！

CASE 171　48歳　男性　会社員　訳のわからない腹痛

1年半前より右下腹部に変な痛みあり．近医ではまったく問題ないと言われている．20歳時に虫垂炎手術を施行されている．
処方が思いつかないので腹診をやってみる．
体格ががっちりで実証と思われる．肋骨弓下に圧痛（胸脇苦満）があり，臍傍にも圧痛（小腹硬満）がある．

処方①　大柴胡湯 ⑧ ＋桂枝茯苓丸 ㉕

腹診より処方するが無効．次の処方がまったく思いつかず，窮余の策．

処方②　柴胡桂枝湯 ⑩

すると数週間ですっかり変な痛みがなくなったとのこと．
今から思うと，なんとなく心身症ぽい．

解説

虫垂炎の手術は施行済みで，虫垂炎様の痛みあり．実は憩室炎なども否定されています．**困った時は腹診を頼りに処方しています．** そこで腹診所見から柴胡剤と駆瘀血剤だろうと見当がつき，実証にて大柴胡湯⑧＋桂枝茯苓丸㉕としたが全く無効でした．**困った時の最後の札は柴胡桂枝湯⑩としています．** 少しいいという柴胡桂枝湯⑩をしばらく継続して軽快した症例です．

僕の考え

生薬レベルから駆瘀血剤を考える時には，まず実証用では駆瘀血効果のある桃仁・大黄・牡丹皮・紅花のうち2つ以上を含む，通導散⑩⑤，大黄牡丹皮湯㉝，桃核承気湯㉖①，桂枝茯苓丸㉕となります．
虚証用は当帰・芍薬を含み地黄を含まない，当帰芍薬散㉓，温経湯⑩⑥，加味逍遙散㉔，当帰建中湯⑫㉓，当帰四逆加呉茱萸生姜湯㊳，当帰湯⑩②，五積散㉓，防風通聖散㉖②，薏苡仁湯㊾，滋陰至宝湯㊛の10種が駆瘀血剤となります．防風通聖散㉖②や薏苡仁湯㊾は麻黄を含んでいますので，その意味では実証用ですね．このようにデジタル的にも駆瘀血剤の整理は可能です．入門の手段としては簡単でいいですね．

虚実は混在している

患者さんに教えられて…

CASE 172　60歳代　女性　めまい

めまいで来院，半夏白朮天麻湯❸❼で軽快し，漢方ファンとなる．
冷えを訴えて，当帰四逆加呉茱萸生姜湯❸❽で軽快．
痒みがあり黄連解毒湯❶❺を処方．
「あの薬で血圧下がりますか．内科で降圧薬を始めようと言われていた150ぐらいの血圧が130になりました．味もおいしいです」
その後，他院で顎関節症と言われ，その痛みが困ると相談された．
「今日，処方する漢方薬はムカムカ・ドキドキするかもしれません．その時は止めてくださいね」

処方① 黄連解毒湯❶❺＋越婢加朮湯❷❽

（再診時）「顎関節症治りました．昔から，顎のリンパ腺が痛むのです．内科では問題ないと言われています……」

処方② 黄連解毒湯❶❺＋小柴胡湯❾

「また痒みが出ました．皮膚に潤いがないようで…」

処方③ 黄連解毒湯❶❺＋十全大補湯❹❽　その後軽快．

解説

最初は虚証に思えたので，めまいに半夏白朮天麻湯❸❼を処方しました．冷えも当帰四逆加呉茱萸生姜湯❸❽で治りました．すっかり漢方ファンになってくれて，いろいろと体の変化を教えてくれます．痒いというので黄連解毒湯❶❺を出したら，おいしいと答えた上，血圧が正常化しました．「黄連解毒湯❶❺はずっと飲みたい」と言われます．そして顎関節症に．困りましたが（今まで対処したことないので）越婢加朮湯❷❽でなんとか軽快．越婢加朮湯❷❽が飲めるということはやっぱり実証でした．顎のリンパ節の痛みも小柴胡湯❾で治りました．血虚と診断し痒みに十全大補湯❹❽を処方し軽快しました．どれも本人の希望で黄連解毒湯❶❺が併用されています．
虚実は混在しているとも言える処方方法です．患者さんから教えられました．漢方ファンはありがたい．

早見えは要注意

診療の知恵

CASE 173 30歳代　女性　花粉症

「先生，花粉症の漢方薬もらえませんか」
「では，花粉症の第一選択は小青竜湯❶ですので，それを2週間処方しますね．心臓がドキドキしたり，胃がムカムカしたら止めてください」
「先生，妊娠しているのですが…」
（危なかったな．**やっぱり妊婦に麻黄剤はまずいよね……**）
「西洋薬剤よりは漢方が良いのですね．では，妊娠中ということなので，流産防止にも効いて，かつ花粉症にも効くであろう当帰芍薬散㉓を処方しますね」
処方 当帰芍薬散㉓
（再診時）「完全ではないが，少し良いと思う．これぐらい楽になればいいです」

解説　江戸末期から明治の漢方の泰斗である浅田宗伯の栗園医訓五十七則に，「虚心にして病者を診すべし．何病を療治するにも，兎角早見えの為る時，拍子に載せられて，誤るものなり」とあります．フローチャートはいわば定石集ですが，この病気や訴えにはこれだと思っても，他の訴えがないのか，他の持病はないのか，特別な状態ではないのかなど，漢方薬の候補が頭に浮かんでも，淡々と診療すべきですね．妊娠中に処方する漢方薬は当帰芍薬散㉓ですが，当帰芍薬散㉓は水毒と瘀血の薬です．幸い水毒を治す効果が花粉症に有効だったと考えています．

マメ知識　漢方エキス剤で流産・早産した報告はありませんが，妊娠中の処方はともかく要注意です．

条文読めると要注意

処方の知恵

CASE 174　30歳代　女性　花粉症

「先生，花粉症で困っています」
フローチャートのファーストチョイスは小青竜湯❶です．
ところが，「うなじが凝る」というではないですか．
そこで，それをキーワードに葛根湯❶を処方しました．

処方①　葛根湯❶

(再診時)「あまり，効きません」
「では，花粉症のオーソドックスな第一選択の処方を試しましょう．前回は，古典の条文をヒントに，葛根湯❶を処方しましたが，僕の見立て違いだったようですね」

処方②　小青竜湯⓱

(再診時)「とても良いようです」

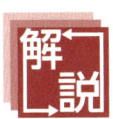

解説

『傷寒論』の有名な条文に，「太陽病，項背強（こわばる）こと几几（きき），汗なく悪風する者，葛根湯❶これを主る」とあります．こんな条文を目にすると項背のこわばりと葛根湯❶が結びつきます．そこで花粉症には小青竜湯⓱がファーストチョイスですが，同じ麻黄剤である葛根湯❶を試したくなりますね．しかし，十分に条文の意味がわかり臨機応変に対応できるようになるまでは，定石に従って処方した方が当たることが間々あります．しかし，失敗が成功への体験になりますので，いろいろと試しながら，患者さんと相談しながら，適切な処方を探す努力をしてください．その集積が，つまり経験が一番の財産です．

マメ知識

「古典を読め．後は患者が教えてくれる．古人は嘘をつく．わしの言ったことでも，そのまま信用することはない．自分でやってみて，納得したら真似してごらん」（大塚敬節先生談）　古典を読めとは勉強しろだそうです．

脈も大切…？ Ⅰ

こんなこともあるんだ！

CASE 175　70歳代　男性　過敏性腸症候群

「便意が頻回で困ります．内科で過敏性腸症候群と言われています．なにか良い漢方薬はありませんか？」

処方① 桂枝加芍薬湯❻⓪

（再診時）

「あまり効きません」
大建中湯⑩⓪や半夏瀉心湯⑭などが次の選択肢だがと思いながら脈を診ると，本当に弱い脈．

処方② 小建中湯❾❾

（再診時）

「今度の漢方薬で便意は大分落ち着きました．継続して飲みたい」

解説　漢方的腹部診察（腹診）は行っていません．全員に行いたいのですが，患者さんが多過ぎて行う時間がないのです．疑問を持ったり，処方選択に困った時にはもちろん行います．**一方で脈はいつも全員の脈を診ています．患者さんとのスキンシップが第一で，まれにこの症例のように処方選択に有益な情報が得られます．**僕には鍼灸師の先生のような細かな脈診は将来的にもできそうにありません．僕ができるのは脈の元気が良いか悪いか診ることぐらいです．しかしたくさん脈を診ていると，同じ人でも体調や状態で脈の触れ方が異なることを体感します．10秒とかかりませんので，是非すべての患者さんで脈を診てください．

　過敏性腸症候群のファーストチョイスは桂枝加芍薬湯❻⓪です．実証の人では半夏瀉心湯⑭が効くこともあります．虚証では大建中湯⑩⓪が有効な時もあります．桂枝加芍薬湯❻⓪に膠飴が加わったものが小建中湯❾❾です．エキス剤では膠飴ではなく粉末飴が加えられています．しかし，この虚証向けの小建中湯❾❾が有効でした．粉末飴の有無で効果がこうも違うものでしょうか．

脈も大切…？ Ⅱ

こんなこともあるんだ！

CASE 176　64歳　男性　なんとなく元気がない

初老期の訴えと考え，牛車腎気丸107を投与．

処方①　牛車腎気丸107

4週間後に，インポテンツ気味となったと言われ，処方中止．脈を診ると弱かった．

処方②　補中益気湯41

その後は，補中益気湯41で経過良好．
先日某大学の講演で同じような症例を質問される．

解説

牛車腎気丸107は初老期の訴えに対するパッケージです．インポテンツも治ることがあります．しかし，この例のようにインポテンツになることもあるのですね．この患者さんは脈を診ると，実は結構弱い脈でした．脈が弱いということは僕的には元気がないということで，牛車腎気丸107よりも補中益気湯41を処方したくなります．そして元気になりました．その後はインポテンツのクレームは出ませんでしたので，問題なく経過したのでしょう．漢方は不思議なことが起こります．なんでも起こりうると思っておくことが臨床医としては大切です．

僕の考え

生薬の種類は2,000種，漢方薬の種類は5,000種あるとも言われます．体に有効な天然物を探した結果が，まず2,000種近い生薬に絞られたのでしょう．そして生薬を足し合わせれば，無限の組み合わせができそうですが，約5,000種の漢方薬と言われています．長い歴史の中で，有益な組み合わせが生き残ったのだと思っています．5,000種の漢方薬を理解することは，西洋医として漢方を使用する立ち位置では不要です．約150の保険適応エキス剤の土俵で勉強すれば必要十分と思っています．それらを構成する生薬も約120種類です．保険適応漢方エキス剤に絞って，学び，理解し，整合性を合わせ，自分の中では少なくとも矛盾なく処方できる姿勢が必要と思っています．我々は漢方の研究者ではありません．患者さんを治すために必要なことをまず理解すべきですね．

腰から下の冷え症に
苓姜朮甘湯⑱

処方の知恵

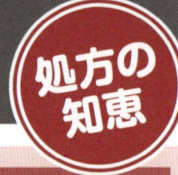

CASE 177　70歳代　女性　冷え症

「先生，ともかく腰から下が冷えます」
「お腹や手は冷えないのですか？」
「冷えません」
「顔は熱くないですか？」
「熱くないです」
「ともかく，腰から下が冷えるのです．何とかしてください」

処方 苓姜朮甘湯⑱

（再診時）
「なんとなく，いいようです」

解説　フローチャートでは，手足の冷えには当帰四逆加呉茱萸生姜湯㊳，お腹の冷えには真武湯㉚，ホットフラッシュには加味逍遙散㉔として，そこからまず1つを選ぶのが定石．ところが，この患者さんは「腰から下が異様に冷える」と訴えました．古典の苓姜朮甘湯⑱には「水中に坐するが如く」，「腰以下冷痛し，腰重きこと五千銭を帯ぶるが如し」などとあります．そんな記述が気になって，苓姜朮甘湯⑱を処方してうまくいきました．たまたまかもしれませんが，古典がヒントになって上手くいった症例ですね．先人の知恵を口訣ともいいます．たくさんの口訣が残っていて，ある意味，**口訣は偉人のコンセンサスガイドライン**の1つと思っています．コンセンサスガイドラインはおおむね合っていますが，間違っていることもありますね．乳癌の治療のスタンダードが30年前までは，乳腺と大胸筋の全摘だったこともコンセンサスガイドラインですね．これは間違っていました．漢方の場合は，試しに使ってみて効かなければ，次を試せば良いですね．一方で乳癌の治療で乳腺と大胸筋を摘出した後に，他の治療と言われても無理ですね．**漢方はリラックスして使用すれば良いのです．効けば儲けものと思って．**

これが咽中炙臠か？「喉が何か変で，息苦しい」

処方の知恵

CASE 178　60歳代　男性　元気がない

元気がなく来院．まず補中益気湯㊶を処方してそこそこ元気になる．

いつも一緒に来る奥さんは元気になったと喜んでいる．

今度は便秘が気持ち悪いとのこと．

麻子仁丸(126)を処方したが，お腹が痛くなるので変えてほしい．

そこで大建中湯(100)に変更したところとても快便で気分がいい．

今度は「喉がなんだか変で，息苦しい」と訴える．

昔の言葉で咽中炙臠というものだろうと判断．

処方①　半夏厚朴湯⑯

「今度の薬で体がだるくなったら止めてくださいね」と念を押した．

再診時，息苦しさが楽になるので，頓服で飲みたいと言われる．

以上より現在の処方は，

処方②　補中益気湯㊶＋大建中湯(100)　毎食前
半夏厚朴湯⑯　頓服

この処方を長く続け軽快．

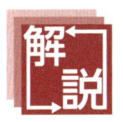

解説

麻子仁丸(126)は一番優しい大黄を含む漢方下剤と思っています．その麻子仁丸(126)で腹痛がくるようでは，相当虚証なのかなと思えます．実際に大建中湯(100)で快便が得られとても喜んでもらいました．この患者さんが今度は典型的な咽中炙臠と思われる訴えをしました．即，半夏厚朴湯⑯なのですが，半夏厚朴湯⑯はあまりに虚証の人では体がだるくなることがあります．そこで念のために「体がだるくなったら中止してください」と言い添えたのです．半夏厚朴湯⑯が使えない時は香蘇散(70)が使いやすいと思っています．気の働きを鎮める薬は結構個人差があると思っています．香蘇散(70)，半夏厚朴湯⑯，柴朴湯(96)，桂枝湯㊺，苓桂朮甘湯㊴などはいろいろと試してみることが大切です．

「ところでこの漢方，何に効くんですか？」

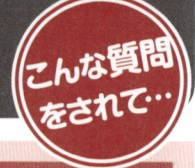

こんな質問をされて…

CASE 179　70歳代　男性　腰痛・歩行困難

処方　疎経活血湯㊺

（再診時）「調子良いです．ずっと飲んでいてかまいませんか？　ところでこの漢方は何に効くんですか？」

「あなたの症状に効くのですよ．敢えてお話をすると疎経活血湯㊺というのは瘀血と水毒を治す薬です．瘀血とは古血のたまりといったイメージで，水毒とは水のアンバランスです．昔の知恵ですが，そんな知恵であなたに合う漢方を作りました」

解説

患者さんが「この漢方薬は何に効くんですか？」と医師に尋ねることは，時々ありますね．そんな時に**「あなたの症状に効くのですよ」**とまず答えるのですが，それでは納得できない患者さんがいますね．そんな時にちょっと，**昔の知恵である漢方理論を交えると，妙に納得してくれる患者さんが少なくないですね**．理由がほしいからでしょうか．僕たち西洋医がなんとなくうさんくさい漢方理論と思っても，患者さんサイドはそんな理論を説明してもらった方が納得しやすいこともありますね．ですから，僕は自分の処方選択のためというよりも，患者さんに説明するために漢方理論を使用することがあります．

マメ知識

小麦（しょうばく）

字の如く小麦ですが，「しょうばく」と生薬名では読ませます．小麦が処方名と関係する漢方エキス剤は甘麦大棗湯㉒です．小麦にはビタミンB1が含まれています．小麦を散剤として内服すれば，ビタミンB1欠乏で起こる脚気は治療可能です．精米した米飯が好まれた江戸で生じた病で，脚気は別名「江戸煩い」と言われました．その治療薬が薬として実際に目の前にあったというのは何だか残念です．脚気は明治になってもその原因で論争が繰り広げられました．漢方が脚気を治していれば漢方の明治期の没落も避けられたかもしれません．甘麦大棗湯㉒は熱を加えて煎じるのでビタミンB1は失活します．甘麦大棗散（甘麦大棗湯の生薬を粉にしたもの）はビタミンB1が豊富です．自分で調べてみました．

イタリア人オペラ歌手 外国人にも効くんだ！

なんとかうまくいった！

CASE 180　40代　イタリア人　ソプラノ歌手　疲れ

最近疲れて，オペラの主役を千秋楽まで完遂できないと来日時に相談された．
（なんで僕に…）
以前よりアトピー体質のようである．まず，疲れをキーワードに補中益気湯❹❶を処方するも，皮疹が生じて飲めない．

処方①　補中益気湯❹❶

（1週間後）致し方なく香蘇散❼⓪を処方する．（これが飲めなきゃね）

処方②　香蘇散❼⓪

その後は，ものすごく元気になり，新国立劇場での公演が問題なくできた．千秋楽に家内と招待してもらった．（やれやれ）

解説

漢方薬は食べ物の延長ですから，食物アレルギーに似た反応は起こります．体が痒くなったり，皮疹が出たりします．でも以前に思っていたよりは頻度は少ないです．**桂皮・人参・地黄などを含む漢方薬で頻度が高いと言われています．**しかし，どの生薬でも起こり得ます．アレルギー様の反応が起これば，香蘇散❼⓪を用いています．香蘇散❼⓪には桂皮・人参・地黄は含まれておらず，また魚のアレルギーには昔から使用されています．今回は気を巡らす作用も期待して香蘇散❼⓪を処方しうまくいった症例です．香蘇散❼⓪でもアレルギーが生じれば賦形剤の乳糖の可能性もあります．純粋な乳糖はタンパク質ではないのでアレルギーを生じませんが，乳糖に微量に含まれるタンパク質によって生じることがまれにあります．

この症例は外国人でも漢方が有効なことがあるという経験ができた症例でした．西洋医学の補完医療は様々なものがあるはずです．それぞれの国にも伝統医療はあると思います．あえて漢方が国際化する必要性はないと思っていますが，外国人にも効けばうれしいですね．

漢方のアレルギー反応の不思議

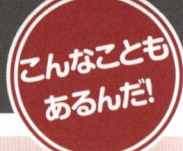

こんなこともあるんだ！

CASE 181

大塚敬節先生はご自身で50歳前後の頃に八味地黄丸❼を飲んだら，薬疹が出たと記載しています．ところが，60歳代後半になると八味地黄丸❼を飲んでも薬疹が出なかったそうです．
松田邦夫先生の御尊父である人間国宝の松田権六翁は朝鮮人参で体全体に薬疹が生じたそうですが，後日朝鮮人参を含む漢方薬である半夏瀉心湯⓮では薬疹が出なかったそうです．

解説

大塚先生の八味地黄丸❼の例は，**同じ漢方薬でも年齢によって薬疹が出ることも出ないこともある**ということを示しています．八味地黄丸❼を飲むよりも若い年齢で内服すると薬疹が生じ，八味地黄丸❼相当の年齢になると体が漢方薬に合ってくるので薬疹が出ないとも説明できますが，詳細は不明です．

松田権六翁のケースは，**配合の仕方で薬疹が出ることも出ないこともある**ということを示しています．朝鮮人参は滋養強壮剤ですので，実証であった松田権六翁には薬疹が生じたのかもしれません．一方で，朝鮮人参を含みますが半夏瀉心湯⓮は比較的実証用の漢方薬ですので，薬疹が出なかったとも説明できます．これも詳細は不明です．

マメ知識：人参（にんじん）

いわゆる朝鮮人参です．日本でも江戸時代から栽培され，滋養強壮に効果があります．幕府管理下に人参の種子を全国に配り，諸藩に人参栽培を奨励したことからお種人参とも呼ばれていました．人参と黄耆を含む薬を参耆剤と呼びますが，参耆剤が気力体力を補う，つまり元気を付ける薬としての役割を演じています．人参が処方名と関係する漢方エキス剤は人参湯㉜，人参養栄湯⓲，桂枝人参湯㉘などがあります．

桃核承気湯(61)を止めても便秘が治っています

こんなこともあるんだ!

CASE 182　60歳代　女性　便秘

「あの桃核承気湯(61)って漢方薬いいですね．1週間飲んで便通がとても良くなった．今は，毎日飲まなくても便通がいい．あんなに頑固だった便秘がない．まれに便秘になると，頓服で使っています」
「止めても便秘にならないということですか？」
「そうです，あんな頑固な便秘がほとんどなくなりました」

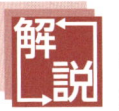

解説　消化器外科医として，西洋薬剤の下剤を使用している時はこんな経験はしませんでした．下剤を止めれば便秘に戻るのは当たり前です．ところが漢方ではこんな経験をします．薬を止めても再び便秘とならないのですね．**漢方薬で症状を治療していくと休薬しても再発しないことはよく経験します．**体質が改善するのか，他の理由かよくわかりませんが，経験するのですね．ではいつ止めればいいのでしょう．これはご本人次第と説明しています．

症状が良くなれば薬を忘れる，飲まなくなるというのは当然なのです．西洋医学しかしらない時は，患者さんが勝手に飲むのを止めると，飲まないと叱ることもありました．コンプライアンスが悪いといった横文字が登場することもありますね．でも最近は**「元気になったから，良くなったから飲まないのですね」**と敢えて言うのですね．そこで楽になっていないという答えが返ってくれば，「薬は飲んでみないと，効果が判定できませんよ」と言い添えればよいことです．患者さん任せでいいと思っています．止めてまた再発すれば再開すればいいのですね．再発するのが怖ければ飲み続けてもいいのですね．では慢性の場合は，もしもお任せしますと言われれば，**「大塚敬節先生は慢性病が良くなっても，もう3ヵ月の内服指示をしていたそうです」**と昔の話を引用して説明しています．

反対の作用にも効く

こんなこともあるんだ！

CASE 183 60歳代　女性　めまい

「先生，漢方でめまいを治してほしいのです」
疲れやすく，華奢な女性．
処方① 半夏白朮天麻湯 ㊲
(再診時)「めまいの調子がいいと思います」
処方 半夏白朮天麻湯 ㊲ 継続
(しばらくして)「あの薬で血圧下がりますか？」
「あの薬は通常は低血圧の人に効きますが，漢方薬は反対の作用を示すこともあります．血圧が下がることありますよ」
「やっぱり，かかりつけ医の先生から血圧の薬が減量されました」

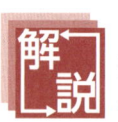

解説　漢方薬は生薬の足し算の結晶です．ですから，純物の西洋薬剤では考えられないことが起きることがあります．**①用量依存性がないことがあります．** 真武湯 ㉚ の下痢などは，量が少ない方が有効なことがあります．**②通常とは反対の作用に働くことがあります．** 半夏白朮天麻湯 ㊲ や牛車腎気丸 ⑩⑦ は低血圧も高血圧も改善することがあります．大黄を含む漢方薬は通常は瀉下剤ですが，感染性の下痢を止める働きもあります．五苓散 ⑰ は水が体にあふれている状態では利尿作用がありますが，脱水状態では水保持作用があると言われています．これらは生薬が単一成分でないことと，漢方薬が生薬の足し算であることから当然とも思われます．**③何でも治る可能性があります**（漢方の魅力）．**④何でも起こる可能性があります**（漢方の危険性）．

マメ知識　「その頃（終戦直後）は，都会では虫垂炎の患者も，たいていは真武湯で治った．なんでもかんでも真武湯がよく効いた．それ程，みんなが疲れ切っていたのである」（大塚敬節先生談）

漢方薬には用量依存性がないことも

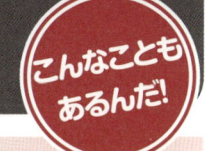

こんなこともあるんだ!

CASE 184

「先生，あの疲れに効く補中益気湯(ほちゅうえっきとう)㊶という漢方薬は，1日3回と書いてありますが，2回しか飲めません」

「2回でもいいですよ．3回と2回はあまり違いがないという患者さんもいますから．でも1日1回は通常効きませんから，2回以上飲んでみてください」

(再診時)「どうも3回よりも2回の方が，疲れにはいいような気がするのですが．そんなことってありますか」

「漢方薬は量を減らした方が効くなんてことも起こり得るんです．1日2回でいきましょう」

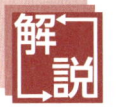

解説

西洋薬剤は基本的に化学構造に従い合成された純物です．ですから用量依存性があることが当然です．むしろ臨床治験では用量依存性がないと認可されませんね．ところが漢方薬は生薬の足し算の結晶です．ガスクロマトグラフィー（HPLC）などで調べるとたくさんの成分のピークが見られます．ですから，ある症状や訴えに対して用量依存性がない，つまり漢方薬を減量した方が有効という経験をまれにします．この症例はその1つです．

また，漢方薬は添付文書には通常1日3回食前投与とありますが，結構2回の投与でも有効であることは経験します．患者さんが2回の内服で症状が好転するのであれば，それでいいですからね．

マメ知識

黄耆（おうぎ）

黄耆はマメ科の多年草であるキバナオウギやナイモウオウギの根です．人参と組み合わせて使用することが多く，両方を含む処方を参耆剤といいます．黄耆が処方名と関係する漢方エキス剤は黄耆建中湯(98)，防已黄耆湯⑳，桂枝加黄耆湯などがあります．

桂枝茯苓丸㉕で かえってイライラに

こんなこともあるんだ!

CASE 185 28 歳　女性　深部静脈血栓症　Protein-S 低下

深部静脈血栓症の症状に桂枝茯苓丸㉕を投与.
重い，だるいは相当改善された.
「先生，あの薬を飲むと生理前にとてもイライラします」
(桂枝茯苓丸㉕の桂皮は気逆に有効なのにな…)
「まず，イライラしたら桂枝茯苓丸㉕を止めてみて下さい」
(面白い症例．本当に桂枝茯苓丸㉕によるか試してみたい)
そして，桂枝茯苓丸㉕を止めると，イライラしなくなった.

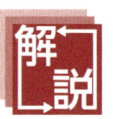

解説

漢方薬は生薬の足し算で，体全体を治すようにセットアップされていて，**何でも治る可能性があるということは，言葉を換えると，何でも起こることがあるということです．**つまり不快な作用も起こる可能性があります．また，通常は有効な症状に対して，かえって悪化させることも起こりえます．ある程度漢方を処方しているとそんな例に遭遇します．

桂枝茯苓丸㉕には字のごとく桂皮が含まれています．桂皮はシナモンですが，気持ちを落ち着かせる作用があり，特に桂枝湯類は漢方用語でいう気逆（別名上衝）の薬です．ところが，この桂枝茯苓丸㉕で生理前のイライラが生じたというのですね．

マメ知識

桂皮（けいひ）

桂皮はシナモンです．中国南部，ベトナムに生育するクスノキ科の常緑高木で，樹皮を用います．シナモンコーヒーにももちろん使われていますし，また京都の名物である生八つ橋にも含まれています．桂皮は桂枝として処方名に登場します．桂皮の細い枝が桂枝ですが，桂枝と言いながら桂皮を用いています．解熱，鎮静，鎮痛作用などがあり，桂皮が処方名と関係する漢方エキス剤は桂枝湯㊺，桂枝茯苓丸㉕，桂枝人参湯(82)，苓桂朮甘湯㊴，桂枝加芍薬湯(60)，桂枝加芍薬大黄湯(134)，桂枝加竜骨牡蛎湯㉖などがあります．桂枝湯㊺は漢方の基本処方の１つで，桂皮・芍薬・甘草・大棗・生姜の５種からなります．

釣藤散㊼でかえって頭痛が悪化

こんなこともあるんだ！

CASE 186　61歳　女性　頭痛

ソラナックス®やグランダキシン®，サアミオン®など内服．

処方① 釣藤散㊼

釣藤散㊼を試したところ，頭痛が悪化，横もてっぺんも痛いし，頭の中もモヤモヤする，意欲が出ない．

処方② 当帰芍薬散㉓＋抑肝散㊴併用

見違えるように元気になり，化粧もして，今は漢方は中止にしています．

（小松桜先生症例）

解説

「明日から本当に使える漢方薬シリーズ②」の「フローチャート漢方薬治療」の初版本にはうつ病の項目はありません．自分で経験していないので入れる自信がなかったのですね．うつ病もどきは漢方薬の出番がたくさんあります．本当のうつ病と推察される時に精神科の専門医以外が治療にあたってはならないですね．あくまでも西洋医学の補完医療の立場がモダン漢方ですから．ところが僕の外来に勉強に来ている精神科専門の小松先生がうつ病に効くことがあると言うのですね．身近な専門医にいろいろと教えてもらって漢方の有用性を実感できました．その小松先生が苦労した症例がこれです．釣藤散㊼で頭痛がかえって悪化した症例ですね．これも勉強になりますね．漢方では何でも起こり得ます．**頭痛を治すつもりが，かえって悪化させてしまうこともありますね．**

【漢方の読み方　生薬の名前1つ＋散】

「散」は砕いた生薬をそのまま服用する方法です．漢方は生薬の足し算ですので，他にも生薬は配合されていますが，代表的なもの1剤の名前を冠しています．同量を砕かず，煎じて服用することを「料」と言います．ツムラのエキス剤では煎じたものを煮詰めて，賦形剤（乳糖等）と混合していますので，実際は○○散料のエキス剤です．釣藤散㊼がその例です．

男性にも加味逍遙散㉔

こんなことも あるんだ！

CASE 187 50歳代　男性　飛行機に乗れない

会社社長，出張の飛行機に乗れず，2日前にキャンセルした．手足，お腹が冷える．顔は熱い．

処方① 加味逍遙散㉔

（再診時）飛行機に乗れるようになり，冷えもいいが，まだまだ．

処方② 当帰四逆加呉茱萸生姜湯㊳追加

（再診時）少々いいが，まだまだ．

処方③ 附子を1g/日追加

冷えはいいが胃がムカムカする．飛行機には乗れるようになった．
加味逍遙散㉔は男性にも有効です．

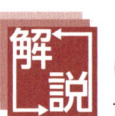

解説

漢方の特徴的な薬剤は補剤と駆瘀血剤です．昔は，何で女性に頻用する駆瘀血剤がそんなに有効なのだろうと合点がいきませんでした．ところが自分で桂枝茯苓丸㉕を飲んで，いろいろな症状が楽になりました．そして，絶対に女性にしか出さないだろうと昔は思っていた加味逍遙散㉔を男性に処方して，著効例を散見して，加味逍遙散㉔のような気うつを改善する効果や駆瘀血効果がある漢方のすばらしい威力を体感しました．

当帰芍薬散㉓，女神散㉗，なども是非男性にも処方してみましょう．処方する時には**「女性の効能がたくさん書いてありますが，あなたの薬です」**と言い添えることが大切です．

僕の愛用漢方薬は今でも，大柴胡湯⑧＋桂枝茯苓丸㉕ですが，桂枝茯苓丸㉕を最初に飲む時に，なんとなく女性の薬を飲んで良いのかなと感じたことが思い出されます．

マメ知識　山梔子（さんしし）

クチナシの果実．消炎，解熱作用，心を静める作用もあります．黄連解毒湯⑮，加味逍遙散㉔，加味帰脾湯⑬⑦などに含まれます．無毒の黄色染料として使用され，きんとんや，沢庵漬などの色は元来山梔子由来です．

女神散㊻で「よく眠れる，冷え治る」

しめしめうまくいった！

CASE 188　50歳代　女性　様々な悩み

冷え，陰部静脈瘤，更年期障害でホルモン治療．
うつっぽい．10年来の腰痛もち．
顔は汗をかく．片頭痛にマクサルト®を頓服で内服．
華奢でお腹は弱いほう．更年期障害のファーストチョイスを処方．

処方①　加味逍遙散㉔

(再診時)「まったく変わりません」
フローチャートに従って，セカンドチョイスを処方．

処方②　女神散㊻

(再診時)「あの女神散㊻という漢方薬で夜寝られるようになり，冷えも良くなった」
その後，「肛門のしまりが悪く，脱肛して長時間歩くと便が漏れる」と言うので，補中益気湯㊶を処方したが，あまり効果なし．片頭痛に対して呉茱萸湯㉛を処方したが苦くて飲めないという．結局，女神散㊻を長期に処方し，その後脱肛以外は軽快した．

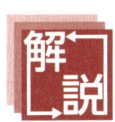

解説

　加味逍遙散㉔の実証向け処方が女神散㊻とも言われます．しかし，この患者さんのように比較的虚証に見えても問題ないですね．古典の女神散㊻には大黄が含まれていますが，**ツムラのエキス剤の女神散㊻には大黄が含まれていません．ですから虚証の人にも使いやすいと考えています．**しかし，実証で便秘傾向の人には，やはり瀉下作用の他，駆瘀血作用，鎮静作用，静菌作用などがある大黄が入った女神散㊻を使いたいですね．
　また，脱肛や子宮脱には升麻を含む補中益気湯㊶が効くと言われていますが，僕の経験からは治験例はありません．この人もダメでした．

マメ知識

丁子（ちょうじ）
歯医者さんの匂いは丁子の主成分オイゲノールです．女神散㊻や治打撲一方㊨に含まれます．

柴胡加竜骨牡蛎湯⑫が虚証にも有効？

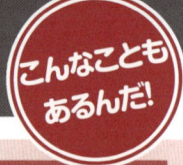

こんなこともあるんだ！

CASE 189　40歳代　女性　様々な悩み

めまい，うつっぽい，気力が出ない，冷える，ともかく調子が悪い．体格は華奢，黄連解毒湯⑮で不快になる．
どうみても虚証の女性．幸い親戚にて，少し漢方の効きを試したくなった．
「3種類の漢方薬を出します．どれか1つをしばらく飲んでください．そして不快だったり，薬がなくなれば，次の漢方薬を試してください」

処方　柴胡桂枝乾姜湯⑪，桂枝加竜骨牡蛎湯㉖，柴胡加竜骨牡蛎湯⑫

（再診時）「どれもなんとなく良いですが，一番良いのは柴胡加竜骨牡蛎湯⑫でした」

解説

比較的昔の症例．柴胡加竜骨牡蛎湯⑫の裏処方が柴胡桂枝乾姜湯⑪と桂枝加竜骨牡蛎湯㉖と言われています．そんなことを確かめたくて，3種類を処方して選んでもらいました．親戚だからできたことと思っています．自分の見立てでは，どう見ても虚証にて柴胡桂枝乾姜湯⑪か桂枝加竜骨牡蛎湯㉖のどちらかを選ぶだろうと思っていました．ある意味，親戚でなければ柴胡加竜骨牡蛎湯⑫は処方しません．ところが，柴胡加竜骨牡蛎湯⑫がいいと言うのです．黄連解毒湯⑮は飲めないので実証ではないと思います．体格も訴えも虚証のようです．つまり柴胡加竜骨牡蛎湯⑫が虚証の人にも有効という結論です．**ツムラのエキス剤の柴胡加竜骨牡蛎湯⑫には大黄が入っていませんので，虚証にも使えるようにも思えます．**そして桂皮や人参なども柴胡加竜骨牡蛎湯⑫には含まれていますので，実証でなくても使用可能にも思えますね．結論は有効であれば良いのであって，処方してみないとわからないということです．

「治ったらおいしくなくなりました」

こんなこともあるんだ！

CASE 190　40代　女性　冷え症

手足とお腹が冷える．顔は熱くはない．
処方 真武湯㉚

どんどんと軽快．
「先生，冷えが治るって快適です．あんなにおいしかった真武湯㉚がまずくなったのですが……」
「そうですか．**おいしかった漢方薬の味がまずくなった時は体質が変わって中止の印です．**止めてみましょう」
真武湯㉚の内服は8ヵ月で終了．その後も元気です．

解説

「**漢方薬では味は大切です**」と説明しています．苦い呉茱萸湯㉛がおいしいと感じる人は結構有効ですね．六君子湯㊸の甘みや黄連解毒湯⑮の苦みも自分で飲んで試しても楽しいですね．友達や家族に飲んでもらうと，いろいろと意見が分かれて勉強になります．さて，**その味が中止のサインになることもあります．**真武湯㉚でお腹と手足の冷えが良くなって，そしておいしかった真武湯㉚がまずくなったようです．身体意識に敏感な患者さんなのでしょうが，勉強させてもらいました．味覚を含めた体質が漢方薬で変わったと僕は考えています．

マメ知識　蒼朮（そうじゅつ），白朮（びゃくじゅつ）

蒼朮が漢方薬の文献に登場するのは，五世紀末です．それ以前は朮として記載されており白朮との違いは明らかではありませんでした．蒼朮は利尿，鎮痛作用があり，キク科の多年草であるホソバオケラの根茎です．白朮は温めながら利尿作用を発揮し，キク科の多年草であるオケラまたはオオバナオケラの若い根です．古来白朮は邪気を払うと信じられ，お正月には欠かせないお屠蘇も，本来は邪気を追い払う効果を持つとされた屠蘇散をお神酒に浸けて飲み，疫病を除くために祈願したのが始まりとされています．ですから屠蘇散には白朮が含まれています．朮が処方名と関係する漢方エキス剤は苓桂朮甘湯㊴，桂枝加朮附湯⑱，苓姜朮甘湯⑱，半夏白朮天麻湯㊲，二朮湯⑱などです．

17．不思議

冷え治り，髪の毛太く，禿治る

こんなこともあるんだ!

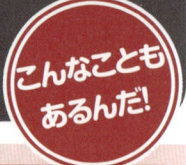

CASE 191 40歳代 女性 冷え症

処方 当帰四逆加呉茱萸生姜湯(とうきしぎゃくかごしゅゆしょうきょうとう) ㊳

（再診時）「先生，少し良いです」

「では，同じ漢方薬を続行で」

（再診時）「数ヵ月飲んでいますが，冷えはとても快調です．ところで，髪の毛が太くなり，実は円形脱毛症も治りました．そんなことってあるんですか？」

「漢方薬は昔の知恵です．体全体を治すように頑張って生薬を足し合わせたのです．ですから，自分に合う漢方薬に出会ういろいろな症状が治ることがあるのですよ．それが医師の楽しみでもあるのですよ」

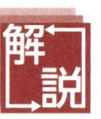

解説

不思議なことは患者さんが教えてくれます．髪の毛が太くなるなど信じられません．でもお風呂で抜ける髪の毛を比べて明らかに太くなったそうです．間違いないでしょう．そして，僕には秘密にしておいた，または言い忘れた，しょうがないと相談しなかったのか，ともかく禿（円形脱毛症）が治ったそうです．他に西洋薬剤は飲んでいませんので，漢方が効いたのでしょう．面白いですね．こんな信じられない経験は他人から聞いても，やっぱり信じられません．是非，たくさん漢方を処方して，皆さんが自分で経験し，やっぱり「いろいろなものが治るというのは嘘ではなかったんだ」と納得してくださいね．

マメ知識

当帰（とうき）

当帰は奈良や北海道で栽培されています．当帰はセリ科の多年草で，その根を使用します．四物湯(71)を芍薬・川芎・地黄と共に構成するのが当帰です．駆瘀血作用もあります．当帰が処方名と関係する漢方エキス剤は当帰芍薬散㉓，当帰建中湯(123)，当帰飲子(86)，芎帰膠艾湯(77)，当帰四逆加呉茱萸生姜湯㊳などがあります．

抑肝散(よくかんさん)(54)で背中の痛みが解消

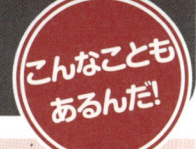

こんなこともあるんだ!

CASE 192　80歳代　女性　怒りっぽい

「肩甲骨の間の背骨が痛い．イライラする．なんだか怒りっぽい」

処方① **抑肝散(よくかんさん)(54)**

（再診時）「背中の痛みが随分楽になりました．寝返りをうてるようになりました．時々胃がムカムカします」

「では頓服で半夏瀉心湯(はんげしゃしんとう)⑭を処方しますので，適当に飲んでください」

処方② **抑肝散(よくかんさん)(54)続行，半夏瀉心湯(はんげしゃしんとう)⑭頓服**

（再診時）「半夏瀉心湯(はんげしゃしんとう)⑭でなんだか調子が良いので，そちらを続けて飲みたい」その後軽快．

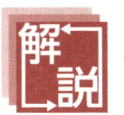

解説

この患者さんはダンスをしているような元気なご婦人．抑肝散(よくかんさん)(54)で背部痛が楽になることを経験させてもらいました．また，半夏瀉心湯(はんげしゃしんとう)⑭で調子が良いと言ってくれました．この間下剤も処方しており，最初は麻子仁丸(ましにんがん)(126)を出したが，快便感がないということで，桃核承気湯(とうかくじょうきとう)(61)に変更し，とても気に入ってくれています．年齢からは半夏瀉心湯(はんげしゃしんとう)⑭よりも安中散(あんちゅうさん)⑤や人参湯(にんじんとう)㉜が適応となりそうで，桃核承気湯(とうかくじょうきとう)(61)よりは麻子仁丸(ましにんがん)　や潤腸湯(じゅんちょうとう)(51)が良さそうですが，実際は半夏瀉心湯(はんげしゃしんとう)⑭と桃核承気湯(とうかくじょうきとう)(61)が飲めて，快適とのこと．飲んでもらわないとわからないと感じ入った症例です．

【漢方の読み方　作用が書いてある】

安中散⑤，消風散㉒，四逆散㉟，補中益気湯㊶，潤腸湯(51)，疎経活血湯(53)，抑肝散(54)，五淋散(56)，温清飲(57)，治頭瘡一方(59)，五積散(63)，帰脾湯(65)，女神散(67)，調胃承気湯(74)，平胃散(79)，治打撲一方(89)，清肺湯(90)，滋陰至宝湯(92)，滋陰降火湯(93)，通導散(105)，温経湯(106)，立効散(110)，啓脾湯(128)，清暑益気湯(136)などです．

駆瘀血剤でひとゆすり

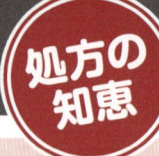

処方の知恵

CASE 193 60歳代 女性 皮膚科で治らない湿疹

処方① **十味敗毒湯 ⑥**（4週）→**消風散 ㉒**（4週）→**温清飲 ㊼**（4週）→**荊芥連翹湯 ㊿**（12週）

上記処方するも無効.

処方② **大柴胡湯 ⑧**＋**桂枝茯苓丸 ㉕** 12週

「こちらの漢方は，少々いいような……」

処方③ 最初の処方である**十味敗毒湯 ⑥**＋**桂枝茯苓丸 ㉕**を併用して湿疹が軽快する.

解説 これだけ長い経過ですので，信頼関係がないとダメですね．西洋医学で散々診てもらって，でも治らないのでしょうがなく頑張ったのかもしれませんね．困った時には柴胡剤＋駆瘀血剤という作戦を使いました．基本通りに大柴胡湯 ⑧＋桂枝茯苓丸 ㉕を処方しました．次に十味敗毒湯 ⑥には柴胡も入っているので，十味敗毒湯 ⑥＋桂枝茯苓丸 ㉕としました．

最初の処方に帰ることで治ることもあります．桂枝茯苓丸 ㉕という駆瘀血剤の投与で体質が改善し，最初の処方である十味敗毒湯 ⑥が有効となったのかもしれません．**以前に使用したからといって，それが処方選択からはずれる絶対的根拠にはならないということですね．**

マメ知識

杏仁（きょうにん）と桃仁（とうにん）

杏仁はアンズの種で，鎮咳去痰などを含めて水毒を治す作用があります．杏仁が処方名と関係する漢方エキス剤は麻杏甘石湯 ㊺，麻杏薏甘湯 78，苓甘姜味辛夏仁湯 119などがあります．一方で桃仁はモモの種で，駆瘀血作用が強いのです．桃仁が処方名と関係する漢方エキス剤は桃核承気湯 61などです．桃と杏で似ていますが，水毒と瘀血の薬と作用が違うのが面白いですね．ちなみに，仁は種のなかの種です．桃や杏の柔らかい部分を食べた後の種を割ると中からまた核が出てきます．それが仁です．仁には便通を良くする作用もあります．

清肺湯⑨⓪を足すと疎経活血湯㊾の効果が減弱

患者さんに教えられて…

CASE 194　70歳代　女性　腰痛

「腰痛があるので漢方薬がほしい」
処方 疎経活血湯㊾
(再診時)「先生，あの漢方薬で腰痛は相当楽になった．しばらく続けたい」
(再診時)「最近，痰が多いので，清肺湯⑨⓪という漢方薬を試したい」
「かしこまりました．漢方薬はたくさん飲むと効きが悪くなります．今飲んでいる疎経活血湯㊾はどうしますか？」
「一緒に飲んでみます」
(再診時)「清肺湯⑨⓪を一緒に飲んでから，腰痛が悪化しました．疎経活血湯㊾が効きません．そこで，清肺湯⑨⓪を止めたらまた腰痛が治りました」
「なるほど，清肺湯⑨⓪を併用すると疎経活血湯㊾の効果が減弱するという発見をしたのですね」
「先生が念のため，説明してくれたことが起きたと思っています」
こちらこそ，貴重な経験をありがとう．

解説　疎経活血湯㊾は17種(芍薬・地黄・川芎・蒼朮・**当帰**・桃仁・**茯苓**・威霊仙・羌活・牛膝・**陳皮**・防已・防風・竜胆・**甘草**・白芷・**生姜**)の生薬からなる漢方薬で，清肺湯⑨⓪は16種(**当帰**・麦門冬・**茯苓**・黄芩・桔梗・杏仁・山梔子・桑白皮・大棗・**陳皮**・天門冬・貝母・**甘草**・五味子・**生姜**・竹筎)の生薬からなる漢方薬です．両者に共通する生薬は5種類です．疎経活血湯㊾合清肺湯⑨⓪は17種＋16種－5種で，28種の生薬となります．こんなにたくさんの生薬構成では効きが悪くなりそうですね．実際に漢方ファンの患者さんから，漢方薬を加えて，今まで効いていた効果が減弱したことを知らされた症例です．

桂枝湯㊺が胃に障る

こんなこともあるんだ！

Case 195　60歳代　女性　風邪

「昨日，風邪に桂枝湯㊺を処方していただきましたが，なんだか飲めません」
「どうして飲めないのですか．死にそうにでもなるのですか？」
「そんなことはありません．胃に障ると言うか，飲めないのです」
「では，香蘇散㉘を処方しますね．試してみてください」

処方 香蘇散㉘

特別な副作用もなく，内服可能で，風邪は数日で軽快する．

解説　桂枝湯㊺は漢方の基本処方です．桂皮・芍薬・甘草・大棗・生姜からなります．桂枝湯㊺は麻黄を含まない漢方薬です．そして急性期の病気にも使用します．漢方用語では虚証用の太陽病の薬です．**この桂枝湯㊺に含まれる桂皮がまれに胃に障ることがあります．** また地黄や人参などと並んで，アレルギー反応を起こす頻度も高いのです．事前の問診で京都名産の生八つ橋やスターバックスのシナモン入りの飲料が飲めるかを尋ねることも有益な情報となります．桂皮を含む漢方薬が飲めないと少々困りますね．桂皮は約40種類の漢方エキス剤に含まれていますから，もしも急性発熱性疾患であれば香蘇散㉘で対応します．香蘇散㉘には麻黄も，桂皮も含まれていません．そんな意味では香蘇散㉘は桂枝湯㊺よりももっと虚証向けとも理解できます．香蘇散㉘が飲めないとちょっと困るということになります．しかし，ごくまれに香蘇散㉘に含まれる生姜が苦手な人もいます．お寿司のガリが苦手な人は確かにいますから．

マメ知識　大塚先生は，五苓散⑰と猪苓湯㊵の違いに関して，猪苓湯㊵には桂皮や蒼朮のような攻撃的な生薬が含まれていないと説明しています．つまり猪苓湯㊵は五苓散⑰よりもマイルドな処方と説明しています．ちなみに猪苓湯㊵は，沢瀉・猪苓・茯苓・阿膠・滑石の5種の生薬からなります．

「あなたの冷え症は，気分の問題です」

なんとかうまくいった！

Case 196　40歳代　女性　冷え症

「冷え症で，都内のいろいろな漢方専門外来を既に受診しています．いろいろな漢方薬を試しましたが，どれも効きません．……」
（困ったな．僕が使う漢方薬はすでにいろいろ使用されている……）
（最初の処方に戻るという手もあるけれど……）
「すでにたくさん漢方薬を試しているので，僕は違うスタンスでお話ししますね．失礼があるかもしれません．こんな僕の対応が嫌であれば，次回来なくても良いですよ」
「はい…わかりました」**（きょとんとしている）**
「あなたの冷え症は，現代西洋医学的な怖い病気によるものではありません．すでに他の病院でその検査は終わっています．あなたに冷え症という症状があることはよく理解しています．問題は，冷え症はあなた自身の体感の問題です．**あなたの気の持ちようで，10のものが，100にも，1にも変化します．**昔の人はこんなことも言っています．気持ちの問題で悪化する病気は，贅沢病です．幸せな人に少々のストレスが加わると生じます．一方で，今晩寝るところがない，明日，食べるものがないような困窮を極めている人には生じないのです．贅沢病と思ってください」

処方 他院のものを続行で

看護師が，涙ぐんでましたねと．**（少々，言い過ぎたかな）**
（再診時）「先生，死ぬことはないと言われてなんだか，気が晴れました．冷え症が少々いいようです．あまり気にならなくなりました」

解説

少々，危険な挑戦でした．でもこんな役割は僕しかできないかもしれないと思って敢えて挑戦しました．そんな危険を冒す医師がいてもいいですね．気に関わる訴えは，こんなことで変化することもあります．昔の本にはたくさん記載があり勉強になります．

舌の乾燥，今のところ治らず

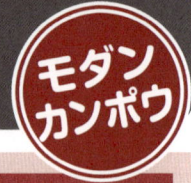

モダンカンポウ

Case 197　70歳代　女性　舌の乾燥

舌が乾燥している．確かに舌は赤く，湿り気がない．
口腔外科では治す方法はないので，蜂蜜を薄めた液を常時もって，頻回に舌を濡らすように指導されている．
漢方でなんとかならないかと相談される．

処方①　麦門冬湯㉙

（再診時）「まったく，変わりません」口渇が激しいと言うので，

処方②　白虎加人参湯㉞

（再診時）「喉の渇きは改善しましたが，舌の乾燥は変わりません」

その後の処方③

柴胡桂枝湯⑩，半夏厚朴湯⑯，十全大補湯㊽ などを試すも，著効せず，困ったまま……

解説　口腔内乾燥に有効な漢方薬は，口腔外科のある先生によると，柴胡加竜骨牡蛎湯⑫，大柴胡湯⑧，茵蔯蒿湯⑬⑤，猪苓湯㊵，五苓散⑰，柴苓湯⑭，六君子湯㊸，半夏厚朴湯⑯，加味逍遙散㉔，清心蓮子飲⑪，麦門冬湯㉙，人参養栄湯⑩⑧，十全大補湯㊽，柴胡桂枝湯⑩，補中益気湯㊶，柴胡桂枝乾姜湯⑪，抑肝散㊴，四逆散㉟，牛車腎気丸⑩⑦，八味地黄丸⑦，六味丸㊻，滋陰降火湯㊽，四物湯㉑，桂枝加朮附湯⑱ などがあります．これだけ順不同にあるということは，どれも特別に有効性が高いのではなく，いろいろと試していくしかないということです．患者さんが付いてきてくれれば，順次試していこうと思っています．処方選択のヒントに漢方理論や漢方診療が役に立つこともあります．

> **僕の想い**
> 一緒に適切な漢方薬を探すと言っても，せめて5回と思っています．5回以内に見つからない時は，他の先生にお願いすることが多いですね．でも，患者さんがまだまだ一緒に探していこうと希望すれば，頑張りますよ，僕も．

犬に漢方薬？？？

こんなこともあるんだ！

Case 198　ビションフリーゼ　メス　3ヵ月

我が家の犬．
漢方を飲ませてみようと，小建中湯㊟をトライしましたが，飲みません．好物のササミと混ぜても，上手にササミだけを選んで食べます．僕の犬への漢方プロジェクトは失敗でした．
ある日，獣医の知人より電話あり．
「六君子湯㊸を犬が食べてしまったが問題ないか？」
「漢方薬は食品の延長みたいなものにて，1袋を食べても通常大丈夫」と答えました．
犬が進んで六君子湯㊸を食べたのか．面白いな．

解説

日常臨床でも漢方の味は大切だと説明しています．確かに，おいしい漢方薬は有効であることが多いですね．一方で，とてもまずい漢方薬は無効なことが多いのです．煎じ薬の時代，煎じ滓を庭に捨てたら，犬や猫が，ある煎じ滓を好んで食べていたそうです．そんなことを聞いていたので，我が家の犬で試しましたが，漢方は嫌いだったようです．もう少し歳を取ると食べるのでしょうか．それとも，病気になると食べるのでしょうか．そんな興味を持って，犬に時々漢方薬をトライしています．知人の獣医からの相談は励みになりました．犬が進んで漢方を食べたのですから．

僕の想い

漢方なんて効かないと思っていた昔，いろいろなことが荒唐無稽だろうと頭から決めつけていた頃，漢方の研究など当然頭にありませんでした．でも，いろいろなご縁で漢方の魅力を知り，それを人に伝える努力をしていると，何故か毎日楽しいのです．僕が10年以上かかった道のりを，数年で，もしも漢方に特別興味がある先生方には1～2年で追いついていただくような勉強のシステムを作り上げたいですね．最後は患者さんが教えてくれます．

運動して，風邪を治す？？

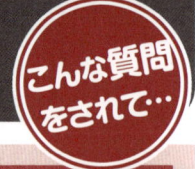

CASE 199 30歳代 男性

「風邪の引き始めは，運動して汗を流すと治ります．これって合ってますか？」と僕のスポーツトレーナーから質問された．
「急性発熱性疾患は，じわっと汗ばむようにすることが治療の目標です．だから，運動によってそんな状態が得られれば，漢方を飲んだのと同じ効果になるのかもしれませんね」

解説

　　50歳を過ぎた自分が，風邪の引き始めに運動をして，微似汗を得ようとは思いません．しかし，微似汗を得て，太陽病が治るのであれば，漢方薬の代わりに運動で対処するのも馬鹿げたことではなく，むしろ理にかなっているように思えます．確かに，子供の頃，風邪の引き始めでも，元気に外で遊んだ時は，風邪が悪化するのを持ちこたえたような思い出もあります．微似汗を目標にして体で何が起こっているかを検証しないと，次に進みません．漢方が経験知の集積としても，サイエンスが進歩した21世紀，ますます謎を解明するようにしてもらいたいものです．自分も移植免疫のサイエンティストとして現役でいる限り，なんとか漢方の魅力を，自分のサイエンスの土俵からも発信していきたいと思っています．

マメ知識

甘草（かんぞう）

　　甘草は中国に産するマメ科の多年草のカンゾウの根および根茎です．甘草は文字通り甘く，生薬を口に入れるとその甘さを実感できます．中国から輸入されますが，輸入品の9割近くが漢方薬ではなく醤油などの食料品として使用されています．最近，麻黄とともに甘草は中国の輸出規制問題が持ち上がっています．甘草は根から地中深く掘り起こされるため，中国西北部の砂漠化などの環境破壊の原因として数々の規制政策がとられてきています．甘草は生薬を調和させると昔より言われており，漢方処方の4つのうち3つは甘草が配合されています．甘草が処方名と関係する漢方エキス剤は芍薬甘草湯 68，大黄甘草湯 84，苓甘姜味辛夏仁湯 119，苓桂朮甘湯 39，苓姜朮甘湯 118，甘麦大棗湯 72 などです．

先生は名医ですね．
あなたにとってはそうでしたね

なんとかうまくいった！

Case 200　70歳代　女性　諦めていた症状

「先生のお陰で，諦めていた症状が良くなりました．本当にありがとうございます．先生は本当に名医ですね」

「あなたに合う漢方薬が見つかって良かったですね．どこでも治らなかった訴えが治ったのですから，あなたにとっては名医かもしれませんね．でも，いつもいつも，そして全員を治せる訳ではないのですよ．これもご縁と思っていますよ」

解説

　治療群が無治療群と比べて，統計的有意差をもって有益な結果が得られれば，その治療は意味があるとは言われます．統計的有意差があればいいので，全員に有効である必要はありません．むしろ，全員に有効な治療は少ないですね．そしてその治療効果の差が明らかに体感されないからこそ，臨床試験を行うのですね．だってペニシリンは臨床試験なしに薬になりました．それほど，抗生物質の登場は劇的で素晴らしい治療でした．漢方で治せないたくさんの病気を抗生物質は治したのですから．施される治療に統計的有意差があると言われても，患者さんは自分が治るのか治らないのかを知りたいのです．そして治ることを期待するのです．**患者さんには施される治療の統計的有意差よりも，自分が治ることが大切なのです**．ですから，西洋医学で治らない訴えが，何とか辿り着いた漢方薬で治ると本当に感謝されます．そして心から喜んでくれます．外科医よりも，むしろ感謝される頻度は遥かに多いと感じます．治った患者さんにとっては確かに名医ですね．でもその一方で治せなかった患者さんもたくさんいます．決して，いつもいつも名医ではないですね．

僕の想い

「俺の下肢静脈瘤の手術では再発がない」と豪語している先生がいました．でもそこで手術をして再発した患者さんが，僕の外来に何人も来ました．名医と思われることは嬉しいですが，「俺は名医だと思い込むこと」は愚かですね．

モダン漢方鉄則集

漢方は当たれば効く．でもなかなか最初から当たらない．
それなら当たるまで順に試せばいい，だって西洋医学で治らないのだから．
そして，費用も安く，重篤な副作用はまれなのだから．

規範

❶西洋医が西洋医学の補完医療として漢方エキス剤で対処する
❷西洋医学的処方と同じ気持ちで接するとたちまち嫌気がさす
❸漢方，カンポウ，Kampo どれがいいの？
❹モダン・カンポウにトラディショナル漢方の知恵を

外来診療での心得

❶「何か困ることはありますか？」といつも尋ねよう
❷カンポウでは体全体が治ることがあると納得しよう
❸忙しい外来で腹診を敢えて全員に行う必要はない
❹脈は必ず診よう，スキンシップの為にも
❺目標は医師も患者も満足し，でも控えめで
❻患者さんと一緒に適切な漢方薬を探すことを楽しもう
❼最初から当たることを期待しない，治す気持ちを大切に
❽漢方治療は養生の１つ，カンポウだけに頼ってはダメ
❾罹った年数の半分必要
❿患者離れを潔く，「僕には手に負えない」と言おう
⓫漢方薬は正しく読めるように，格好悪いから
⓬保険病名はできるかぎり整合性を合わせよう
⓭なんとなく……な患者さんもいる
⓮漢方で法外なお金儲けをしますか？

処方の鉄則

❶名医ほど少ない処方数で多くの症状に対処する
❷1剤または相性のよい2剤から，歴史的に有効な組み合わせで
❸まず4週間処方して，判断しよう
❹1日3回適当に飲む，2回でも結構有効
❺「西洋薬剤は続行ですよ，くれぐれも止めないで下さい」
❻複数処方して，本人に選ばせることも
❼治っても3カ月は飲む，すぐ止めても再発すれば再開すればよい
❽漢方薬や漢方類似サプリは要注意
❾再診時は味を聞こう，「良薬は口に苦し」ではない
❿他の症状がよくなっていれば主症状が不変でも続行
⓫身体意識に敏感になってもらおう
⓬桔梗湯⑬は冷やしてうがいしながら飲む
⓭子どもの内服量は適当に，小学生1/2，幼稚園1/3，他1/4

処方選択の鉄則

❶「フローチャート漢方薬治療」を活用しよう，iPhoneアプリも
❷手元にある処方で頑張ろう，限られた処方でも結構治る
❸風邪で勉強しよう，自分や家族に適切な漢方薬を知ろう
❹風邪のカンポウ，他にもいろいろ
❺どちらか悩めば，虚証用の漢方薬を処方しよう
❻麻黄，大黄がなければ，実証用から処方しても大丈夫
❼病気や症状が長引けば，小柴胡湯⑨を併用しよう
❽小柴胡湯⑨が効かない時は半夏瀉心湯⑭を試してみよう
❾有効な薬剤同士を併用しよう
❿1剤を確かめた後に併用を
⓫こんな症状にこんなカンポウが効くの？
⓬桂枝湯㊺を加えるとマイルド（虚証向け）になる
⓭麻黄が飲めるか飲めないかは，飲んでみないとわからない

❹柴胡加竜骨牡蛎湯⑫の不思議，虚証にも結構使える

❺虚実は混在している，実証向け処方＋虚証向け処方も OK

❻生理・妊娠・出産に関する訴えには当帰芍薬散㉓

❼実証用と虚証用を覚えよう

❽まず，急性症を治す，慢性疾患はゆっくり治す

❾早見えのする時は要注意

⓴漢方薬を構成する生薬から有効性の類推を

㉑大黄の有無でカンポウを考える

㉒生薬の足し算で作用が変わる

㉓エキス剤の足し算で昔の処方を作る

㉔当帰湯⑩は参耆剤で山椒を含む，大建中湯⑩の親戚みたい

㉕昔，大承気湯⑬は頻用処方，便秘を治すと気が晴れる

㉖四物湯㉛（女性の妙薬）と併用する

㉗痛みにはまず芍薬甘草湯㊳

㉘反対の症状に効くことも

㉙「○○の聖薬」を覚えよう

㉚条文が読めるようになるとかえって要注意

㉛駆瘀血剤は女性だけのカンポウではない

副作用の鉄則

❶「何かあれば中止ですよ」

❷漢方薬でも死亡例はある

❸原因不明の症状で入院したらともかくカンポウは中止

❹麻黄剤では血圧が上がることも，狭心症にも注意

❺麻黄では尿閉も起こりうる

❻麻黄を含むカンポウを覚えよう

❼2〜3ヵ月に 1 回は肝機能とカリウムのチェックを行おう

❽昔は漢方の長期投与は念頭にない

❾低カリウム血症の患者さんには甘草は注意して処方を

❿甘草は多くの漢方薬に含まれているので，甘草を含まない漢方薬を覚えよう

⓫漢方薬は食べ物の延長，アレルギー反応は起こりうる
⓬地黄，石膏，当帰，麻黄などは胃に障ることがある
⓭保険適応エキス剤に流産・早産の報告はないが，妊婦には要注意
⓮心下振水音は消化機能が弱い証拠，麻黄剤は禁止というヒント

効果増強の鉄則

❶西洋医学的な考え方と同じで，内服回数を増やそう
❷内服回数は同じで薬の効果（薬力）が強いものを使用する
❸敢えて麻黄剤を併用する
❹副作用のない脇役を加える
❺附子の併用，1 g/日で増量し 6 g/日までは基本的に安全
❻内服量を減らして有効なことがある，高齢者や慢性の下痢などで
❼生薬のバランスの変更，エキス剤でも結構できる
❽全体処方と部位別処方の併用
❾皮膚疾患では特に便秘の解消を！ 大黄には駆瘀血効果もある
❿下痢の真武湯㉚は熱服で，アツアツで飲む
⓫生のショウガを加える
⓬ゆっくりと少しでも実証になるように，補う治療を気長に時間をかけて
⓭母子同服（子どもの気が高ぶるのは，母親の気の高揚が伝わるから）

思いつかない時の鉄則

❶治せるものから治してみよう
❷腹診で処方のヒントが得られる
❸ともかく困ったときには柴胡桂枝湯⑩
❹疲れ・食欲不振・心身症というキーワードに着目して処方を
❺ベストマッチ，柴胡剤＋駆瘀血剤

効かない時の鉄則

❶虚実を間違えていないか疑おう，思い込みは禁物，試してみればいい

❷気の巡りが良さそうに見えても香蘇散⑦や半夏厚朴湯⑯を試そう
❸虚証の葛根湯①ともいわれる,真武湯㉚を試そう
❹「怪病は水の変」わからない訴えは水毒を疑おう
❺脈を真剣に診てみよう,どう見ても実証だが虚証かもしれない
❻最初の処方に戻ってみよう,最初の処方が効くことがある
❼駆瘀血剤でひとゆすり,その後の漢方薬がより有効に
❽当たり前だが病は気から,気分を変えてみる(移精変気)

更なる勉強のヒント

❶漢方のアナログ感に慣れること,現代医学は特にデジタル化している
❷漢方はコンセンサスガイドラインの集積と叡智の結晶
❸コンセンサスガイドラインには誤りもある
❹最初は白紙で,ステップアップでは批判的に
❺漢方薬は江戸時代の寿命延長にはあまり役に立たなかった?
❻打率を上げたくなれば,トラディショナル漢方を勉強しよう
❼古典を読もう,新しいものから順に古いものに向かって
❽古典を読もう,でも古典は絶対か? 昔からいいとこ取りをしている
❾せめて自分のカンポウワールドでは整合性を保つように努力しよう
❿自分のカンポウワールドを築こう,まずはミニマム15処方から
⓫その人は,その考え方は本物か? アナログの世界でも整合性は大切!
⓬学生がいくらカンポウを勉強しても上手にならない?
⓭いっそ,宗教がかってみたらどう?

漢方理論をクリアに

❶漢方理論や腹診は荒唐無稽か
❷実証と虚証をできるだけ簡単に,筋肉量と消化機能に比例する
❸実証と虚証の臨床応用,相対的なもの,実証は我慢もできる
❹実証は抵病力があり症状や反応が出やすい
❺陰陽と寒熱はほぼ同じ,デジタルでは理解できない
❻六病位・表裏は時間経過との理解を

❼気虚とは「気合いが足らずに」人参や黄耆が効く状態
❽気逆は桂皮・麦門冬・黄連・黄芩・山梔子・茯苓などが有効な状態
❾気うつは，厚朴・蘇葉・香附子・木香などで楽になる状態
❿血虚は貧血様の状態で四物湯⑦（当帰・芍薬・川芎・地黄）が有効
⓫瘀血：牡丹皮・桃仁・川芎・紅花・大黄・川骨・当帰などが有効な状態
⓬漢方薬を構成生薬から理解すると，たとえば当帰芍薬散は？
⓭水毒（水のアンバランス）を治す漢方薬は多種多様
⓮和解剤としての柴胡剤
⓯腎虚とは八味地黄丸⑦が効く状態
⓰腹診をデジタルに！　なんとか簡単に理解できないか

カンポウの進化と未来

❶カンポウが当たり前の医療に
❷モダン・カンポウへのパラダイムシフト，立ち位置の変化を知ると楽になる
❸漢方のRCT研究は必要だが，正しく漢方の魅力を説明する必要がある
❹保険適応漢方エキス剤の使用が広がれば医療費の削減につながる？
❺煎じ薬とエキス剤どちらがいいの？
❻カンポウも新しい領域に使用されている，実は「随証治療」も新しい
❼古きものが尊からず
❽マウスの移植実験から見えたもの
❾その先にあるものは？　人それぞれで求めていきましょう

終わりに

　ここ数年で，西洋医が補完医療として現代西洋医学で治らない訴えや症状に対して保険適応の漢方エキス剤で対処しようというモダン漢方の考え方は大分普及しました．たくさんの講演会・勉強会を行い，その講演会や勉強会でのスライド作りの中から，自分の講演中に，自分の漢方ワールドの整合性の欠落に気がつき，それを修正しながら，せめて自分の漢方ワールドは整合性を保てるように努力してきました．講演会や勉強会を本にしてもらいたいとのご要望が多数あり，「本当に明日から使える漢方薬7時間速習コース」を執筆しました．実際の5時間に及ぶ講演会を書き下ろしたもので臨場感のある本になりました．

　その本ができて，そして新興医学出版社の林峰子社長と話している時に，「わたしは虚証実証という文言も実は嫌なのです」と率直なご指摘を受けました．10年前に漢方を始めた頃の気持ちを忘れないように書いているつもりだったのですが，そんな自分も実は大分漢方の世界に傾いていたようです．そこで，まったく漢方用語を使用しない本を書こうということになりました．それが「本当に明日から使える漢方薬シリーズ②」の「フローチャート漢方薬治療」です．この本は漢方なんて別世界と思っているような先生方に好評を博し，西洋医が漢方に入門するには好都合な書物となりました．そしてiPhoneアプリも勢いで作成しました．

　僕の中での漢方の世界観がもやもやしていました．それがすっきりしたのが水泳の本である「カンタン・スイミング」（ダイヤモンド社）です．この水泳の本のお陰で，モダン漢方という文言が頭に浮かび，そして伝統的な漢方を否定せずに，モダン漢方という概念を作り上げることができました．そんなモダン漢方の立ち位置と「でもやっぱり漢方は難しい．漢字も読めないし…」といった素朴な疑問に答える本が，「本当に明日から使える漢方薬シリーズ③」の「簡単モダン・カンポウ」です．

　「本当に明日から使える漢方薬シリーズ①②③」を執筆する間に，番

外編として外来トーク術とトライアスロンへの挑戦，肥満の正しい理解の本を書き上げました．そして，今までの復習とステップアップを兼ねて，処方のヒントを並べた本が，「本当に今日からわかる漢方薬シリーズ①」の「鉄則モダン・カンポウ」です．そんな本を書きながら，講演中に是非，症例提示をお願いしたいという話がありました．そして自分の頭の中に，ステップアップのためにはあまりに綺麗な，そして上手くいった症例は面白くないという想いがありました．そこで失敗例を多く含む本にしようと思ったのです．失敗例は本当は隠したいですね．しかし，よく目にする成功例よりも隠したいような失敗例が，勉強の宝庫と思っています．そんな本がこの本です．たくさんの本を書くと，多くは既にどこかで書き下ろされていることです．しかし，自分が勉強している時には，大切なことは何度出てきても勉強になりました．そこで，敢えて重複は厭わず，症例という形で書き下ろしました．

　こんな失敗例を集めた本が皆様のお役に立てば本当に嬉しいのです．今まで僕は，こんな本があれば，自分の勉強がはかどったのにと思うような本を書き続けてきました．それは初心を忘れない今だからできることです．10年，20年後に自分の著作を見ると恥ずかしい思いが浮かぶことでしょう．でも今の力を振り絞って，精一杯書きました．僕が10年以上かかった漢方の道のりを，モダン漢方という立ち位置での理解を，皆さんには数年で，もしもものすごく漢方に興味を持っていただければ1年で追いついてもらいたいという願いを込めて書いた本です．

　本書を書くに当たり多大なるご支援をいただいた株式会社ツムラの須藤孝仁氏，株式会社ウチダ和漢薬の海堀公彦氏，新興医学出版社の林峰子社長に深謝申し上げます．

2012年8月吉日

新見正則

参考文献

1) 竹内慎司：誰でもラクに美しく泳げる カンタン・スイミング―効率的に泳ぐトータル・イマージョン（TI）スイム・メソッド．Terry Laughlin，ダイヤモンド社，2008.
2) 松田邦夫，稲木一元：臨床医のための漢方[基礎編]．カレントテラピー，1987.
3) 大塚敬節：大塚敬節著作集 第1巻〜第8巻 別冊．春陽堂，1980-1982.
4) 大塚敬節，矢数道明，清水藤太郎：漢方診療医典．南山堂，1969.
5) 大塚敬節：症候による漢方治療の実際．南山堂，1963.
6) 稲木一元，松田邦夫：ファーストチョイスの漢方薬．南山堂，2006.
7) 大塚敬節：漢方の特質．創元社，1971.
8) 大塚敬節：漢方と民間薬百科．主婦の友社，1966.
9) 大塚敬節：東洋医学とともに．創元社，1960.
10) 大塚敬節：漢方ひとすじ：五十年の治療体験から．日本経済新聞社，1976.
11) 松田邦夫：症例による漢方治療の実際．創元社，1992.
12) 日本医師会 編：漢方治療のABC：日本医師会雑誌臨増108（5）．1992.
13) 大塚敬節：歌集杏林集．香蘭詩社，1940.
14) 三潴忠道：はじめての漢方診療十五話．医学書院，2005.
15) 花輪壽彦：漢方診療のレッスン．金原出版，1995.
16) 松田邦夫：巻頭言：私の漢方治療．漢方と最新治療13（1）：2-4, 世論時報社，2004.
17) 新見正則：本当に明日から使える漢方薬．新興医学出版社，2010.
18) 新見正則：西洋医がすすめる漢方．新潮社，2010.
19) 新見正則：プライマリケアのための血管疾患のはなし漢方診療も含めて．メディカルレビュー社，2010.
20) 新見正則：フローチャート漢方薬治療．新興医学出版社，2011.
21) 新見正則：じゃぁ，死にますか？ リラックス外来トーク術．新興医学出版社，2011.
22) 新見正則：簡単モダン・カンポウ．新興医学出版社，2011
23) 新見正則：じゃぁ，そろそろ運動しませんか？ 新興医学出版社，2011.
24) 新見正則：iPhoneアプリ「フローチャート漢方薬治療」
25) 新見正則：じゃぁ，そろそろ減量しませんか？ 新興医学出版社，2012.
26) 新見正則：鉄則モダン・カンポウ．新興医学出版社，2012.
27) 松田邦夫・新見正則：西洋医を志す君たちに贈る漢方講義．新興医学出版社，2012.

【著者略歴】

新見 正則（にいみ まさのり） Masanori Niimi, MD, DPhil, FACS

1959 年生まれ	
1985 年	慶應義塾大学医学部卒業
1993 年～1998 年	英国オックスフォード大学医学部博士課程留学
	移植免疫学で Doctor of Philosophy（DPhil）取得
1998 年～	帝京大学医学部に勤務
2010 年 4 月	愛誠病院（東京 板橋） 漢方センター長

帝京大学医学部外科准教授，日本大学医学部内科学系統合和漢医薬学分野兼任講師，アメリカ外科学会フェロー（FACS），愛誠病院下肢静脈瘤センター顧問，愛誠病院漢方外来統括医師．

専 門
血管外科，移植免疫学，漢方医学，労働衛生コンサルタント，セカンドオピニオンのパイオニアとしてテレビ出演多数，漢方医学は松田邦夫先生に師事．

著 書
下肢静脈りゅうを防ぐ・治す．講談社，2002，西洋医がすすめる漢方．新潮社，2010，本当に明日から使える漢方薬．新興医学出版社，2010，フローチャート漢方薬治療．新興医学出版社，2011，リラックス外来トーク術 じゃあ，死にますか．新興医学出版社，2011，じゃあ，そろそろ運動しませんか？ 西洋医学と漢方の限界に気がつき，トライアスロンに挑戦した外科医の物語．新興医学出版社，2011，じゃあ，そろそろ減量しませんか？ 正しい肥満解消大作戦．新興医学出版社，2012，鉄則モダン・カンポウ，新興医学出版社，2012．
i Phone アプリ：フローチャート漢方薬治療も絶賛発売中！

3 刷	2016 年 7 月 19 日
第 1 版発行	2012 年 10 月 16 日

©2012

本当に今日からわかる漢方薬シリーズ 2
症例モダン・カンポウ
ウロウロしながら処方して
腑に落ちました

（定価はカバーに表示してあります）

著者	新 見 正 則
発行者	林 峰 子
発行所	株式会社 新興医学出版社

〒113-0033 東京都文京区本郷6丁目26番8号
電話 03（3816）2853　　FAX 03（3816）2895

検印省略

印刷 三報社印刷株式会社　ISBN978-4-88002-838-5　　郵便振替 00120-8-191625

- 本書の複製権・翻訳権・上映権・譲渡権・公衆送信権（送信可能化権を含む）は株式会社新興医学出版社が保有します．
- 本書を無断で複製する行為（コピー，スキャン，デジタルデータ化など）は，著作権法上での限られた例外（「私的使用のための複製」など）を除き禁じられています．研究活動，診療を含み業務上使用する目的で上記の行為を行うことは大学，病院，企業などにおける内部的な利用であっても，私的使用には該当せず，違法です．また，私的使用のためであっても，代行業者等の第三者に依頼して上記の行為を行うことは違法となります．
- JCOPY〈出版者著作権管理機構 委託出版物〉
本書の無断複製は著作権法上での例外を除き禁じられています．複製される場合は，そのつど事前に，（社）出版者著作権管理機構（電話 03-3513-6969，FAX03-3513-6979，e-mail：info@jcopy.or.jp）の許諾を得てください．